H. Riegel • M. Pietsch • K. Mross

Vademecum Labormedizin

Springer-Verlag Berlin Heidelberg GmbH

Helge Riegel • Michael Pietsch • Klaus Mross

Vademecum Labormedizin

Mitbegründet von Wolfgang Albath und Hermann Lommel
Mitbearbeitet von Heinz-Ulrich Koch

Mit 11 Abbildungen und 24 Tabellen

7., komplett überarbeitete und aktualisierte Auflage

Springer

Dr. med. Helge Riegel
Facharzt für Laboratoriumsmedizin
- Umweltmedizin -
Kreuzberger Ring 60
65205 Wiesbaden

Oberstarzt Dr. med. Klaus Mross
Facharzt für Arbeitsmedizin
- Umweltmedizin -
Sanitätskommando II
Schloss Oranienstein
65582 Dietz

Priv.-Doz. Dr. med. habil. Michael Pietsch
Facharzt für Hygiene und
Umweltmedizin
Abt. für Hygiene und Umweltmedizin
der Johannes Gutenberg-Universität
Hochhaus am Augustusplatz
55131 Mainz

1. Auflage 1962
2., neu bearbeitete Auflage 1967
3. Auflage 1969
4., überarbeitete Auflage 1971
5., überarbeitete Auflage 1975
6., neu bearbeitete Auflage 1993
Vademecum di medicina di laboratorio, 1995, Springer-Verlag, Mailand
Labordiagnosztikai vademecum, 1997, Golden Book Kiadó, Budapest
7., komplett überarbeitete und aktualisierte Auflage 2003

ISBN 978-3-540-42845-9 ISBN 978-3-662-10738-6 (eBook)
DOI 10.1007/978-3-662-10738-6

Bibliografische Information Der Deutschen Bibliothek

Die Deutsche Bibliothek verzeichnet diese Publikation in der Deutschen Nationalbibliografie; detaillierte bibliografische Daten sind im Internet über *http://dnb.ddb.de* abrufbar.

http://www.springer.de

Umschlaggestaltung: de'blik, Berlin
Satz: Frank Krabbes, Springer-Verlag, Heidelberg; wiskom e.K., Friedrichshafen

Gedruckt auf säurefreiem Papier SPIN: 10835813 14/3109 - 5 4 3 2 1 0

Vorwort

Das „Vademecum Labormedizin" erscheint nach umfassender Überarbeitung in neuer Auflage. Die rasanten Veränderungen der labororientierten ärztlichen Fachgebiete Laboratoriumsmedizin, Mikrobiologie, Hygiene und Arbeitsmedizin haben die Berücksichtigung neuer Analyte und Verfahren erforderlich gemacht. Insbesondere die mittlerweile in allen Fachgebieten etablierte umweltmedizinische Diagnostik wurde nunmehr in einem eigenen Kapitel berücksichtigt. Wir danken Herrn Dr. Heinz-Ulrich Koch, Facharzt für Öffentliches Gesundheitswesen, der uns bei der Erarbeitung des Kapitels intensiv unterstützt hat. Die in der modernen Medizin erforderliche Flexibilität und Kooperationsfähigkeit wird durch diese Integration der Einzelfächer unterstrichen. Die Angabe von Internet-Adressen mit weiterführenden, jeweils aktualisierten Informationen soll die Nutzung verschiedener Medien für eine qualitativ hochwertige Patientenbetreuung erleichtern.

Die bewährten Grundsätze der früheren Ausgaben des Werkes wurden beibehalten. Dazu gehören insbesondere die prägnante Darstellung und die Berücksichtigung ausschließlich solcher Analyte und Verfahren, die in die Routinediagnostik eingegangen sind. Da der im Labor tätige Arzt nicht nur Untersuchungsergebnisse erhebt, sondern diese auch erläutern und interpretieren muss, wurden jeweils kurze Angaben zu Pathophysiologie, diagnostischen Verfahren und bei den Infektionserregern auch zu natürlichem Standort und Infektionswegen hinzugefügt. Das Werk dient damit weiterhin der raschen Orientierung des Arztes im Alltag von Klinik und Praxis.

„Salus aegroti suprema lex" ist keine überholte Forderung. Diese Maxime wird das ärztliche Handeln immer prägen, unabhängig von Neuerungen in Diagnostik und Therapie. Sie rückt im Verhältnis zwischen Arzt und Patient hinter allen Messungen und Daten immer wieder den Menschen in den Vordergrund. Mit dem „Vademecum Labormedizin" soll der Patient nicht in ein Zahlenschema eingepasst werden. Vielmehr ist es unser Wunsch, dass dem Arzt durch rasche Diagnosestellung mehr Zeit für die Betreuung des ihm anvertrauten Menschen zur Verfügung steht.

H. Riegel M. Pietsch K. Mross

Kurzinhalt

Inhaltsverzeichnis

Abkürzungsverzeichnis

A	Analyt
AAS	Atomabsorptionsspektroskopie
B	Bestimmungsmethode(n) bzw. Nachweisverfahren
Bw	Bewertung
D	Hinweise zur praktischen Durchführung eines Funktionstestes
EDTA	Ethylen-Diamin-Tetraazetat
EIA	Enzymimmunoassay
EMIT	enzyme-multiplied immunoassay technique
FPIA	Fluoreszenz-Polarisations-Immunoassay
GC	Gaschromatographie
GC-ECD	Gaschromatographie mit Elektroneneinfangdetektor
GC-FID	Gaschromatographie mit Flammenionisationsdetektor
GC-MS	Gaschromatographie mit Massenspektrometrie
GC-NPD	Gaschromatographie mit Stickstoff-Phosphor-Flammenionisationsdetektor
GF-AAS	Graphitrohr-Atomabsorptionsspektrometrie
HPLC	Hochleistungs- oder Hochdruckflüssigkeitschromatographie
I	Indikation(en) zur Durchführung einer Analyse oder eines Funktionstestes
i.B.	im Blut
ICP-MS	induktiv gekoppelte Plasmamassenspektrometrie
i.L.	im Liquor
i.m.	intramuskulär
i.Pl.	im Plasma
i.S.	im Serum
i.St.	im Stuhl
i.U.	im Urin
i.v.	intravenös
K	wesentliches klinisches Bild bzw. wesentliche Krankheitssymptome
KG	Körpergewicht
KIMS	Kinetische Interaktion von Mikropartikeln in Lösung
KO	Körperoberfläche
LC	Flüssigchromatographie

N	Normal- bzw. Referenzbereich
M	Untersuchungsmaterial mit Angabe der Mindestmenge
MEIA	Mikropartikel-Enzymimmunoassay
NNR	Nebennierenrinde
p.o.	peroral
Pu	Punktat
RIA	Radioimmunoassay
s.c.	subkutan
Ü	Herkunft des Erregers und Übertragungsweg
V	wesentliches Vorkommen körperfremder Substanzen
V.a.	Verdacht auf
↑	Wert erhöht (höher als Normalbereich)
↑↑	Wert stark erhöht (deutlich höher als Normalbereich)
↓	Wert erniedrigt (niedriger als Normalbereich)
↓↓	Wert stark erniedrigt (deutlich niedriger als Normalbereich)
+	positiv
Ø	negativ bzw. nicht nachweisbar
→	besonderer Hinweis

1 Präanalytik

In der labormedizinischen Diagnostik haben die meisten, nicht plausiblen Ergebnisse ihre Ursache in der präanalytischen Phase. Dies führt dazu, dass der einsendende Arzt die erstellten Laborbefunde nicht dem klinischen Bild des Patienten zuordnen kann. Einflussgrößen für die präanalytische Phase sind beispielsweise folgende Faktoren:

1. Zur Identifikation müssen die Untersuchungsprobe und der Begleitschein eindeutig mit den Patientendaten bezeichnet sein, bei Funktionstesten ist zusätzlich die Angabe der Testphasen erforderlich. Die Auftragserteilung muss eindeutig sein.
2. Patientenbezogene Angaben:
   - Nüchternheit
   - körperliche Belastungen
   - Medikationen
   - Beachtung von untersuchungsbezogenen Diäten
   - ärztliche Eingriffe vor Entnahme des Untersuchungsmaterials
   - Krankheits- oder Verdachtsdiagnosen
3. Beachtung der adäquaten Probengewinnung (siehe unten)
4. Zwischenlagerung der Proben (siehe unten)
5. Transport in das Labor je nach Untersuchung bzw. Untersuchungsmaterial schnellstmöglich durch eigene Abgabe, Kurier oder Eilboten oder nach sachgerechter Zwischenlagerung in der Praxis.

Bestimmte Störfaktoren sind in der präanalytischen Phase nicht beeinflussbar, bestimmen jedoch das Analysenergebnis (z.B. Pseudothrombopenie durch EDTA-bedingte Aggregation). Diese können entweder bereits bei der Analyse im Labor oder nach Befundübermittlung im Gespräch des Laborarztes mit dem einsendenden Arzt erkannt werden.

Bei Laboruntersuchungen handelt es sich überwiegend um Momentaufnahmen innerhalb biologischer Abläufe, die nicht oder nur mit eingeschränkter Kongruenz wiederholbar sind. Da es sich bei labormedizinischen Proben in der Regel um biologische Materialien handelt, unterliegen diese auch nach der Gewinnung zeitabhängigen Veränderungen. Dies ist bei der Befundinterpretation zu beachten.

Das für die Bestimmung eines Analyten erforderliche Material und das notwendige Volumen sind bei dem jeweiligen Stichwort unter M (Untersuchungsmaterial) aufgeführt. Die Analyse ist in der Regel mit weniger Volumen möglich; um Wiederholungsuntersuchungen durchführen zu können, sollten die angegebenen Mengen jedoch nicht unterschritten werden. Sollen aus einem Material, von dem nur eine geringe Menge zur Verfügung steht, mehrere Analyte bestimmt werden, empfiehlt sich wegen der Wichtigkeit bzw. Reihenfolge der Untersuchungen die Rücksprache mit dem Laborarzt.

Spezielle Hinweise zu Probengewinnung, -lagerung und -transport

Um Einflüsse ungeeigneter Entnahme- und Transportsysteme zu vermeiden, ist die Verwendung handelsüblicher, standardisierter Systeme zu empfehlen.

1. Standardisierte Blutentnahme

Zur Vergleichbarkeit mehrerer Werte eines Patienten ist es erforderlich, die Blutentnahmen in der Praxis bzw. medizinischen Einrichtung immer unter den gleichen Bedingungen und Karenzen durchzuführen. Hierzu sind folgende Empfehlungen sinnvoll:

- Die Entnahme sollte möglichst zwischen 7:00–9:00 Uhr morgens am nüchternen Patienten in gleicher Körperposition (immer liegend oder immer sitzend) erfolgen.
- Vor der Entnahme ist eine ca. 15-minütige Ruhephase einzuhalten
- Die Stauungszeit darf maximal 1 min betragen.
- Hämolyse ist zu vermeiden; hierfür Nadel mit ausreichend großem Lumen verwenden und Blut nur aus intravasalem– nicht paravasalem – Raum gewinnen.
- Blut bis zum Zentrifugieren 30–45 min bei Zimmertemperatur, nicht jedoch im Kühlschrank stehen lassen.
- Aufbewahrung bis zum Transport:
  - Serum im Kühlschrank
  - Zitratblut im Kühlschrank
  - EDTA-Blut: für Lymphozytendifferenzierung bei Raumtemperatur
    für Blutbild bei Raumtemperatur oder im Kühlschrank
    für molekulargenetische Untersuchungen im Kühlschrank
  - Heparinblut bei Raumtemperatur

2. Uringewinnung

- *Spontanurin* für qualitative/quantitative Untersuchungen (meist 2. Morgenurin)
- *Mittelstrahlurin* für mikrobiologische Untersuchungen: Erste Urinportion verwerfen, erforderliche Menge des weiteren Urins (= Mittelstrahlurin) im Probengefäß auffangen, restlichen Urin wieder verwerfen.
  → Bei Frauen ist die Reinigung des äußeren Genitales vor der Probenahme notwendig.
- *24-h-Sammelurin:* Bezüglich einer evtl. erforderlichen Konservierung der Urinprobe im Labor nachfragen.
  Die Blase zwischen 7:00–8:00 Uhr in die Toilette entleeren und die Uhrzeit notieren. Anschließend sämtlichen Urin im Sammelgefäß auffangen, letztmalig genau 24 h nach Beginn der Sammelperiode. Für die Untersuchung den gesamten gesammelten Urin gut durchmischen und hiervon ein Aliquot von ca. 20 ml mit Angabe des gesamten Sammelvolumens oder die Gesamtmenge in das Labor schicken.

3. Mikrobiologische Untersuchungen

- *Blutkultur:*
  Blutkulturflaschen im Labor anfordern.
- *Sputum:*
  Vor dem Abhusten Mund mit Wasser spülen, Speichelbeimengungen vermeiden.
- *Abstrich:*
  Tupfer immer in einem Transportmedium ins Labor schicken.
- *Liquor:*
  Immer als Eil-Transport schicken.
- *Punktat:*
  Spezielles Transportmedium im Labor anfordern.
- *Urin:*
  Probe vor und während des Transports kühlen oder einen Nährbodenträger benutzen.
- *Stuhl:*
  Zum Nachweis lebender Amöben bzw. Lamblien darf die Probe nicht auskühlen (Thermobox anfordern).
  Zum Nachweis von Parasitenzysten und Wurmeiern Probenröhrchen bis zur Markierung füllen; möglichst 3 Proben von unterschiedlichen Stühlen untersuchen.

Zwischenlagerung:
Abstrich, Punktat, Sputum, Urin und Stuhl im Kühlschrank, Blutkultur im Brutschrank oder bei Zimmertemperatur.
Liquor nicht zwischenlagern, sofort ins Labor bringen.

Hinweise auf diagnostisch wichtige Diäten

1. Kalziumarme Kost

Siehe unter:
Kalzium i.U. S. 84

Zur Bilanzuntersuchung sind eine genaue Berechnung des Kalziumgehalts nach Tabellen sowie kalziumfreie Zubereitung der Speisen (z.B. in aq. dest.!) erforderlich.
Dauer: 5–6 Tage

2. Kohlenhydratstoffwechsel

Siehe unter:
Glukosetoleranzteste S. 274f
Tolbutamidtest S. 278

Bei Frühdiagnostik täglich mindestens 250 g Kohlenhydrate bei sonst unveränderter Lebensweise.
Dauer: mindestens 3 Tage

3. Hydroxyprolinbestimmung im Sammelurin

Siehe unter:
Hydroxyprolin i.U. S. 76

3 Tage kollagenfreie Kost!
Nicht erlaubt ist: Fleisch einschließlich Fleischprodukte wie Wurst etc., Fleischextrakte, fleischhaltige Suppen, Bratensauce, Geflügel, Fisch, Eiscreme, Süßigkeiten, Pudding, Joghurt.
Erlaubt ist: Brot, Butter, Käse, Eier, Milch, Quark, Kartoffeln, Bohnen, Erbsen, Pflanzensalat, Obst.

4. Katecholamine

Siehe unter:
Katecholamine i.Pl. S. 85
Katecholamine i.U. S. 85
Homovanillinsäure i.U. S. 74

Mit Ausnahme dringend erforderlicher Medikamente sollten folgende Therapeutika 8 Tage vor Untersuchungsbeginn abgesetzt werden: Barbiturate, ß-Rezeptorenblocker, Clonidin, Chlorpromazin, Coffein, Guanethidin, Insulin, α-Methyldopa, Reserpin, Salizylate, Sedativa, Sulfonamide , Tetracycline, Vitamin B. 1 Tag vor und während der Sammelperiode Kaffee, Tee, Käse, Bananen, Mandeln, Nüsse und Vanille meiden!

5. Serotoninfreie Kost

Siehe unter:
5-Hydroxyindolessigsäure i.U. S. 72

Folgende Therapeutika sollten 4 Tage vor der Urinsammlung abgesetzt werden: Phenothiazin-Derivate, Reserpin, Preludin, Pervitin. Folgende Nahrungsmittel meiden: Coffein, Ananas, Auberginen, Avocados, Bananen, Johannisbeeren, Melonen, Mirabellen, Stachelbeeren, Tomaten, Walnüsse, Zwetschgen.

6. Purinarme Kost

Siehe unter:
Harnsäure i.S. S. 67
Harnsäure i.U. S. 68

Stark purinhaltige Nahrungsmittel sind beispielsweise alle inneren tierischen Organe wie Thymus (Bries), Leber, Niere, Milz und Lunge, ferner Fleischbrühe und Geflügel sowie insbesondere Hering, Sprotten, Sardinen, Anchovis, Hülsenfrüchte, Spargel und Pilze.
Dauer: 2–3 Tage

7. Lipidanalysen

Siehe unter:
Lipoproteinelektrophorese i.S. S. 96

Drei Tage Normalkost ohne sichtbares Fett, vor Blutentnahme 16 h Nahrungskarenz, kein Alkohol (an Getränken nur Kaffee, Tee, Mineralwasser ohne Zusätze). 3 Tage lang keine Lipidsenker.

2 Nachweis körpereigener Substanzen

Die vom menschlichen Organismus im Rahmen der zellulären Aktivität und der funktionalen Abläufe gebildeten Substanzen – beispielsweise Enzyme, Hormone, Antikörper, Zellantigene – werden in verschiedene Körperflüssigkeiten sezerniert und sind hierin regulär oder erst bei Auftreten von Dysfunktionen oder manifesten Erkrankungen bestimmbar. Im nachfolgenden Abschnitt werden die in der labormedizinischen Routinediagnostik relevanten und in ihrer Aussagekraft anerkannten Analyte mit Angabe von Interpretationshilfen aufgeführt.

ABO-Antikörper i.S.

(Nachweis pathogener Hämolysine)

M 5 ml Vollblut (Serum inkl. Blutkuchen)
B Hämagglutination
N Ø
\+ bei Vorhandensein von Immun-Anti-A- und/oder Immun-Anti-B-Antikörpern
→ Untersuchung z.B. in der 27. Schwangerschaftswoche wiederholen, ggf. mit Erythrozyten des Kindsvaters.

Zusätzliche Informationen:
Antikörpernachweise gegen Blutgruppeneigenschaften S. 18
Bilirubin i.S. S. 23
Blutgruppenbestimmung S. 31

ACE (Angiotensin-Converting-Enzyme) i.S.

(Enzym zur Umwandlung von Angiotensin I in vasoaktives Angiotensin II und zum Abbau des vasodilatatorischen Bradykinins)

M 2 ml Serum
B Spektralphotometrie/Spektralfluorometrie/Kolorimetrie/Radioimmunoassay

N je nach Methode
↑ chronische Lungenerkrankungen (besonders Sarkoidose)
Hyperthyreose
Diabetes mellitus
primär-biliäre Zirrhose
Myelom
Amyloidose
↓ Einnahme von ACE-Hemmern
→ Analyt für die Verlaufskontrolle einer Sarkoidose.

Acetylcholin-Rezeptor-Antikörper i.S.

(Autoantikörper gegen Rezeptoren der neuromuskulären Reizübertragung)

M 1 ml Serum
B Immunfluoreszenz
N negativ
+ Myasthenia gravis (bei der generalisierten Form zu 85–100% positiv, bei der okulären Form zu 30–45% positiv)
Penicillamin-induzierte Myasthenia gravis
→ Die Titerhöhe korreliert nicht immer mit dem klinischen Befund. Oft mit Autoantikörpern gegen Skelettmuskulatur und/oder Schilddrüse assoziiert.

ACTH (adrenokortikotropes Hormon) i.Pl.

(Hypophysenhormon, fördert die Kortikosteroidausschüttung)

M 3 ml EDTA-Plasma (gefroren oder Abnahme im Labor)
B Radioimmunoassay
N laborspezifisch
↑ Hypophysen-Adenom
ektope Produktion (Bronchial-Ca.)
↓ Cushing-Syndrom bei autonomem NNR-Tumor
Hypopituitarismus
idiopathischer ACTH-Mangel
hypothalamogene NNR-Insuffizienz
→ Differenzierung von prim./sek. NNR-Insuffizienz.

Zusätzliche Informationen:
ACTH-Kurzzeittest S. 271
Dexamethasonhemmtest S. 273

ADH (antidiuretisches Hormon) i.Pl.

(Hypothalamushormon mit wasserretinierender und vasokonstriktorischer Wirkung)

M 3 ml EDTA-Blut
B Radioimmunoassay
N 0,8–6,0 pg/ml
↑ als paraneoplastisches Syndrom bei:
Tumoren
Lungenerkrankungen
Hirnerkrankungen
akuter intermittierender Porphyrie
Risikoschwangerschaft (Schwartz-Bartter-Syndrom)
↓ Diabetes insipidus centralis
nephrotisches Syndrom
Alkoholabusus
unter Therapie mit bestimmten Medikamenten (z.B. Phenytoin, Lithium)

Zusätzliche Informationen:
Natrium i.S. S. 102
Osmolalität i.S. S. 106

Adrenalin/Noradrenalin i.Pl./i.U.

(Hormone aus Nebennierenmark, aber auch Gehirn und sympathischen Nervenendigungen)

Siehe unter:
Katecholamine i.Pl. S. 85
Katecholamine i.U. S. 85

Albumin i.L.

(Transportprotein des menschlichen Plasmas, Synthese in der Leber)

M 1 ml Liquor
B Nephelometrie
N 10–35 mg/dl
↑ entzündliche Prozesse mit gestörter Schrankenfunktion (besonders bakt. Meningitis)
Guillain-Barré-Syndrom

2

→ *Prüfung der Blut-Liquor-Schranken-Funktion:*
Relation der Liquor-Serum-Quotienten von Albumin bzw. IgG zueinander:
N bis 15. Lebensjahr: < 5
bis 40. Lebensjahr: < 6,5
bis 60. Lebensjahr: < 8
(Interpretationshilfe: Reiber-Schema)
↑ Schrankenfunktionsstörung

Albumin i.S.

(Transportprotein des menschlichen Plasmas, Synthese in der Leber)

M 1 ml Serum
B Eiweißelektrophorese/Nephelometrie
N

Erwachsene:		35–55 g/l
Kinder:	Neugeborene:	32–45 g/l
	Kleinkinder:	33–52 g/l
	Schulkinder:	40–52 g/l

↑ Exsikkose (dadurch Pseudohyperalbuminämie)
↓ Mangelernährung
Malabsorption:
- Sprue, Zöliakie
- M. Crohn
- Colitis ulcerosa

infektiös-eitrige Entzündung
chronisch-entzündlicher Prozess
Verbrennung
Malignome
Leberzirrhose
nephrotisches Syndrom
Schwangerschaft

Albumin i.U.

(Transportprotein des menschlichen Plasmas, Synthese in der Leber)

M 10 ml des 2. Morgenurins
B Nephelometrie
N bis 20 mg/g Kreatinin
↑ gestörte Glomerulusfunktion (z.B. bei diabetischer Nephropathie mit Mikro-/Makroalbuminurie)

Albumin-Mekonium-Test

M Mekonium (erste entleerte Portion!)
B Teststreifen
\+ bei Mukoviszidose

Aldosteron i.Pl.

(Nebennierenrindenhormon, Mineralokortikoid)

M 1 ml EDTA-Plasma
B Radioimmunoassay
N Frauen: 4–31 ng/dl
Männer: 6–22 ng/dl
↑ primärer Hyperaldosteronismus: M. Conn, NNR-Hyperplasie
sekundärer Hyperaldosteronismus: renovaskuläre Hypertonie, Ödeme
↓ primärer Hypoaldosteronismus: Addison-Krankheit, evtl. AGS
sekundärer Hypoaldosteronismus: Hypophyseninsuffizienz
→ Einige Medikamente beeinflussen das Untersuchungsergebnis: deshalb Antihypertensiva, Diuretika, K-Präparate, Laxanzien, Kortikoide, Östrogene und Antidepressiva 2 Wochen, Spironolacton 3 Wochen vor Blutentnahme absetzen.
Na i.S./i.U. (S. 102f) und K i.S./i.U. (S. 81f) mitbestimmen.

Zusätzliche Informationen:
ACTH-Kurzzeittest S. 271
Dexamethasonhemmtest S. 273

Aldosteron i.U.

(Nebennierenrindenhormon, Mineralokortikoid)

M 20 ml Sammelurin
B Radioimmunoassay
N 5–20 µg/d
↑↓ wie Aldosteron i.Pl.

Zusätzliche Informationen:
ACTH-Kurzzeittest S. 271
Dexamethasonhemmtest S. 273

2

Alkalische Neutrophilenphosphatase (ANP)

(Myelozytenenzym, physiologische Funktion ungeklärt)

M	2–3 möglichst dünne Blutausstriche
B	mikroskopische Auswertung nach Vorbehandlung mit Färbesalz
N	20–100%
↑	myeloische Reaktionen entzündlicher Erkrankungen
	Osteomyelosklerose
	Polycythaemia vera
↓↓	chronisch-myeloische Leukämie (CML)

Alkalische Phosphatase (AP) i.S.

(Enzym aus 3 genetisch determinierten Isoenzymgruppen und weiteren nicht genetisch kontrollierten Enzymen)

M	1 ml Serum		
B	kinetischer Test		
N	Gesamt-AP:		
	Männer:		55–190 U/l
	Frauen		44–190 U/l
	Kinder:	Neugeborene (bis 10 d.):	bis 380 U/l
		Säuglinge (10–30. d):	bis 700 U/l
		1. Lebensjahr:	bis 700 U/l
		ab 2. Lebensjahr in Wachstumsperiode:	bis 600 U/l

↑ Leber- und Gallenwegserkrankungen:

- akute und chronische Hepatitiden
- selten bei Leberzirrhose
- Verschlussikterus (nach 24 h)
- Cholangitis
- Malignom

Knochenerkrankungen:

- M. Paget (bis 30fach erhöht)
- Rachitis
- Osteomalazie
- Hyperparathyreoidismus
- benigne Skeletterkrankungen (z.B. Fraktur, Osteomyelitis)
- Malignom

Schangerschaft (letztes Trimenon)
Akromegalie
ulzerierende Darmerkrankungen
Tumormetastasen

↓ angeborene Hypothyreose
angeborene Hypophosphatämie

Zusätzliche Informationen:
Alkalische Phosphatase-Isoenzyme i.S. s. unten

Alkalische-Phosphatase-Isoenzyme i.S.

(genetisch und nicht genetisch gebildete Untergruppen des Enzyms Alkalische Phosphatase)

M 1 ml Serum
B elektrophoretische Trennung/Prüfung auf Hitzestabilität

Leber-AP:
N 50–120 U/l
↑ Leberparenchymschaden (gering im Vergleich zur Erhöhung der Transaminasenaktivität)

Gallengang-AP:
N ∅
\+ Cholestase
cholangioläres Karzinom
primäres Leberzellkarzinom
Lebermetastasen

Knochen-AP:
N 9–90 U/l
↑ Knochenerkrankungen
physiologische Erhöhung im Wachstumsalter

Plazenta-AP:
N ∅
\+ Schangerschaft (letztes Trimenon)
Tumor-AP bzw. Regan-AP bei Malignomen

Dünndarm-AP:
N 13–80 U/l
↑ Leberzirrhose
intrahepatische Cholestase
Enteritis
chronische Hämodialyse
→ Physiologisches Auftreten bei Trägern der Blutgruppenmerkmale B und O = sekretorpositiv.

Allergie-Diagnostik (Übersicht)

Siehe unter:
Basophiler Degranulationstest S. 22
Immunglobulin E i.S. S. 79
Lymphozyten-Transformationstest i.Pl. S. 98

δ-Aminolävulinsäure (Deltaaminolävulinsäure, ALS) i.U.

(organische Säure, Vorstufe der Porphyrin- und Hämbiosynthese)

M 20 ml Sammelurin (kühl und dunkel lagern), wegen erforderlicher Zusätze im Labor nachfragen
B Ionenaustauschchromatographie/Spektralphotometrie
N bis 5 mg/d
↑ Porphyrien
Störung der Hämsynthese durch Blei

Zusätzliche Informationen:
Porphobilinogen i.U. S. 113
Porphyrine i.U. S. 113

Aminosäuren i.U.

(Bausteine für die Proteinsynthese)

M 50 ml Sammelurin
B Agarosegelelektrophorese
N je nach Methode
↑ Stoffwechselstörungen:
- Phenylalanin bei Phenylketonurie
- Homogentisinsäure bei Alkaptonurie
- Leuzin/Isoleuzin/Valin bei Ahornsirupkrankheit,
- Zystin/Valin/Leuzin/Prolin/Lysin bei Fanconi-Syndrom (in Verbindung mit Glukosurie und Phosphaturie)

andere Erkrankungen:
- Leuzin/Tyrosin bei Leberschäden (z.B. Pilzvergiftung)
- Hydroxyprolin bei M. Paget, renaler Osteopathie und Knochenmetastasen

Zusätzliche Informationen:
Phenylalanin i.S. S. 110

Ammoniak i.Pl.

(stickstoffhaltige anorganische Verbindung, Abbauprodukt von Proteinen, Purinen, Aminosäuren und Aminen)

M 3 ml EDTA-Plasma (gefroren oder Abnahme im Labor)
B enzymatische Reaktion ohne Enteiweißung
N Erwachsene: 20–80 µg/dl
Neugeborene: 118–191 µg/dl
1. Lebenstag: 51–245 µg/dl
5./6. Lebenstag: 53–228 µg/dl
(Werte gelten für Kapillarplasma)
↑ schwerer Leberparenchymschaden
Coma hepaticum
Coma diabeticum
Shunt-Op.

α-Amylase i.S.

(überwiegend in Pankreas und Speichel gebildetes Sekretionsenzym)

M 1 ml Serum
B chromolytische Bestimmung/enzymatische Reaktion
N je nach Methode
↑ akute Pankreatitis (nur kurzzeitig)
Ileus
Ulkusperforation/-penetration
Peritonitis
Cholezystitis mit Verschlusssyndrom (Ductus choledochus)
Parotitis
Niereninsuffizienz
Makroamylasämie
→ Bei akuter Pankreatitis ist die Erhöhung von Amylase i.U. länger nachweisbar.
Bei unklarer Hyperamylasämie Isoenzyme (Pankreas-, Parotis-, Makroamylase) bestimmen.

Zusätzliche Informationen:
Lipase i.S. S. 95
Trypsin i.S. S. 136

α-Amylase i.U.

(überwiegend in Pankreas und Speichel gebildetes Sekretionsenzym)

M 10 ml Sammelurin
in eiligen Fällen: 10 ml Spontanurin
B chromolytische Bestimmung/enzymatische Reaktion
N je nach Methode
↑ wie bei α-Amylase i.S.
↓ Niereninsuffizienz
exokrine Pankreasinsuffizienz
→ Ausscheidung im Urin zwar erst kurz nach Erhöhung der Aktivität im Serum, jedoch länger nachweisbar.

Zusätzliche Informationen:
Lipase i.S. S. 95

ANCA (c-ANCA, p-ANCA) i.S.

(Antineutrophile zytoplasmatische Autoantikörper)

M 1 ml Serum
B Immunfluoreszenz, Enzymimmunoassay gegen die Zielantigene Myeloperoxidase-Ak, Proteinase-3-Ak
N negativ
\+ c-ANCA bei Wegener´scher Granulomatose, selten bei neurologischen Erkrankungen, z.B. Polyneuritis cranialis, Fazialisparese, sekundäre Polyangiitis
p-ANCA bei rapid progressiver Glomerulonephritis, mikroskopischer Polyangiitis, Churg-Strauss-Syndrom, Goodpasture-Syndrom, SLE, Kollagenosen, chronisch-entzündlichen Darmerkrankungen

Androgene i.S. (Übersicht)

(Sammelbegriff für die männlichen Sexualhormone)

Siehe unter:
Androstandiol-Glukuronid i.S. s. unten
Androstendion i.S. S. 17

DHEA-S i.S. S. 43
17-Hydroxyprogesteron i.S. S. 75
Testosteron i.S. S. 130

Androstandiol-Glukuronid i.S.

(Testosteronmetabolit als Marker des Androgenmetabolismus)

M 1 ml Serum
B Enzymimmunoassay
N Männer: 3,4–22,0 ng/ml
   Frauen: 0,5–5,4 ng/ml (prämenopausal)
   0,1–6,0 ng/ml (postmenopausal)
↑ idiopathischer Hirsutismus
   → Zur Therapieüberwachung beim Hirsutismus geeignet.
   polyzystisches Ovarialsyndrom
   Goodpasture-Syndrom
   systemischer Lupus erythematodes
   Kollagenosen
   chronisch-entzündliche Darmerkrankungen
   mikroskopische Polyangiitis
→ Es kann auch bei Normalwerten für Testosteron, Androstendion und Dihydrotestosteron ein hormonelles Ungleichgewicht des peripheren Androgenmetabolismus vorliegen.

Androstendion i.S.

(Zwischenstufe der männlichen und weiblichen Keimdrüsenhormone)

M 2 ml Serum
B Radioimmunoassay
N Frauen: 0,1–2,99 ng/ml
   Männer: 0,3–2,63 ng/ml
↑ Ovarialtumor
   kongenitale NNR-Hyperplasie (21-Hydroxylase-Mangel)
   Cushing-Syndrom, oft mit Hirsutismus
↓ ovarielle und adrenale Unterfunktion

Zusätzliche Informationen:
Androgene i.S. (Übersicht) S. 16

ANF (antinukleäre Faktoren)/ ANA (antinukleäre Antikörper) i.S.

(Autoantikörper gegen Zellkernantigene)

I Verdacht auf systemischen Lupus erythematodes, rheumatoide Arthritis, Sjögren-Syndrom, Sklerodermie und andere Autoimmunerkrankungen

M 1 ml Serum

B Immunfluoreszenz

N Erwachsene: < 1:80
Erwachsene über 60 Jahre < 1:160
Kinder unter 14 Jahren: < 1:40

Zusätzliche Informationen:
Autoantikörper i.S. S. 22
Zirkulierende Immunkomplexe i.S. S. 141

Antikörpernachweise gegen Blutgruppen-(Erythrozyten-)eigenschaften (Übersicht)

Qualitativer und quantitativer Nachweis irregulärer Antikörper:

1. im AB0-System:
s. unter: AB0-Antikörper i.S. S. 7
Coombs-Teste i.B. und i.S. S. 40

2.. im Rhesus- und in selteneren Blutgruppensystemen:
s. unter: Antikörpersuchtest i.B. s. unten
Coombs-Teste i.B. und i.S. S. 40

Antikörpersuchtest i.B.

(Nachweis irregulärer Erythrozytenantikörper)

M 5 ml Blut

B Hämagglutination

N Ø

\+ bei Vorhandensein von irregulären oder Autoantikörpern (z.B. infolge Immunisierung durch körperfremde Erythrozyten bei Fremdblutinjektion, Fehltransfusion, Abort, Schangerschaft, besonders nach schwerem Geburtsverlauf)

→ Identifizierung der Probe erforderlich.
Titeranstieg in der Schangerschaft bedeutet Gefahr für das Kind. Wiederholung ist bei jeder Schangerschaft entsprechend den Mutterschafts-Richtlinien durchzuführen.

Antistaphylolysinreaktion i.S.

(Antikörper gegen das von Staphylokokken gebildete Staphylolysin)

M 2 ml Serum
B Latexagglutination/Hämolysehemmungsreaktion
N bis 2 U/ml
↑ Infektionen durch Staphylokokken, z.B.:
- Sepsis
- Osteomyelitis
- Prostatitis

↓ Antikörpermangelsyndrom
→ Konzentrationserhöhung tritt gewöhnlich erst 2–3 Wochen nach Infektion auf.

2

Antistreptokokkenantikörper i.S.

(Antikörper gegen Streptokokkenenzyme)

M 2 ml Serum
B Latexschnelltest/Hämolysehemmungsreaktion (ASL)
Toluidinblau-O-Verfahren (ADNase B)
Muzingerinnselverhinderungstest (AHy)
N Antistreptolysin O (ASL): bis 200 IU/ml
Antistreptokokken-Desoxyribonuklease B (ADNase B): bis 200 E/ml
Antistreptokokken-Hyaluronidase (AHy): bis 300 E/ml
↑ Infektionen durch ß-hämolysierende Streptokokken, vorwiegend der Gruppe A, z.B. bei:
- akuter Glomerulonephritis
- Scharlach
- Erysipel
- Chorea minor
- subakuter bakterieller Endokarditis
- rheumatischem Fieber

Zusätzliche Informationen:
Tabelle Rheumadiagnostik S. 267

Antithrombin III (AT III) i.Pl.

(in Leber und Gefäßendothelzellen gebildetes Plasmaprotein mit hemmender Wirkung auf Gerinnungsfaktoren)

M 2 ml Zitratblut
B enzymatische Reaktion/radiale Immundiffusion/Nephelometrie/ Messung mit chromogenen Substraten
N 80–120%
↑ Cholestase
Kumarintherapie
Vitamin K-Mangel
↓ angeboren
erhöhter Verbrauch infolge von:
- disseminierter intravasaler Gerinnung
- Verbrauchskoagulopathie
- Septikämie
- schwerwiegendem operativem Eingriff
- Langzeitheparingabe

Hepatopathien
nephrotisches Syndrom
Einnahme von Ovulationshemmern

Zusätzliche Informationen:
Gerinnungsuntersuchungen S. 58

α_1-Antitrypsin i.S.

(Plasmaprotein)

M 1 ml Serum
B Nephelometrie
N 80–200 mg/dl
↑ akute Entzündung (als Akute-Phase-Protein)
↓ angeborene, genetisch bedingte Mangelzustände (ggf. mit Hepatitis bei Neugeborenen, Zirrhose bei Kindern bzw. Lungenerkrankung bei Erwachsenen)
→ Untersuchung der Familienangehörigen.

APC-Resistenz i.Pl.

(Resistenz gegen aktiviertes Protein C)

I Thromboserisiko, Gerinnungsstörung
M 2 ml Zitratblut
N Ratio > 2,3
Grenzwert 2,0–2,3
positiv < 2,0
\+ Faktor-V-Mutation, insbesondere bei Schwangerschaft und Kontrazeption
→ Nicht unter Cumarin- oder Heparintherapie bestimmen.

Zusätzliche Informationen:
Faktor-V-Genmutation i.Pl. S. 51

Apolipoproteine (Apo A, Apo B, Apo E) i.S.

(Unterfraktionen der Lipoproteine mit Transportfunktion)

M 1 ml Serum
B radiale Immundiffusion/Lasernephelometrie/Radioimmunoassay
Bw erhöhtes atherogenes Risiko

Apolipoprotein A-1:
N 73–169 mg/dl

Apolipoprotein B:
N 53–138 mg/dl

Apolipoprotein E:
N 2,3–6,3 mg/dl

Apolipoprotein E-Phänotypisierung:
B Immunoblotting nach isoelektrischer Fokussierung
M 1 ml EDTA
N siehe Befundbericht

Apolipoprotein E Genotypisierung:
B DNA-Hybridisierung
M 1 ml EDTA
N siehe Befundbericht

Zusätzliche Informationen:
Lipoproteine i.S. (Übersicht) S. 95

Autoantikörper i.S.

(Antikörper gegen körpereigene Zellen bzw. Zellbestandteile)

M 1 ml Serum
B Enzymimmunoassay/Radioimmunoassay/Immunfluoreszenz

Mögliche Bestimmungen (Auswahl)

Zellkernantigene:
ANF/ANA (S. 18) Doppelstrang-/Einzelstrang-DNA, RNA, SS-A, SS-B, Scl-70, Sm-Antigen, AMA, ASMA, Histone, SLA, Jo-1

spezifische Gewebeantigene verschiedener Organe:
Darm (Kolonepithel, Becherzellen)
Haut (epidermale Basalmembran, Stachelzelldesmosomen)
Leber (Lebermembran, Mitochondrien, Gallengangsepithel)
Lunge (alveoläre Basalmembran)
Magen (Parietalzellen, Gastrinzellen, Intrinsic-Faktor)
Nieren (Glomerulusbasalmembran, p-ANCA, c-ANCA)
Nebennierenrinde
Pankreas (Inselzellen, Gangepithel)
Speichel-/Tränendrüsen (Gangepithel)
Schilddrüse (Thyreoglobulin, Mikrosomen [TPO], TSH-Rezeptor, T_3, T_4)

Zusätzliche Informationen:
Zirkulierende Immunkomplexe i.S. S. 141

Basophiler Degranulationstest i.B.

(Stimulationstest zur Diagnostik der Typ-I-Allergie)

M 5 ml EDTA
B Zellstimulation, Durchflusszytometrie
N nicht nachweisbar
\+ Überempfindlichkeitsreaktionen vom Typ-I (Soforttyp)
→ Nach der Zellstimulation mit einem Allergen erfolgt die durchflusszytometrische Bestimmung des Merkmals CD63 auf den basophilen Granulozyten. Es können verschiedenste Allergene getestet werden, z.B. Nahrungsmittel, Medikamente etc. Konkrete Angabe erforderlich, am besten Einsendung der entsprechenden Substanz.
Rücksprache mit dem Labor sowie Allergenkarrenz von mindestens 3 Wochen empfohlen, vor allem bei vorausgegangener anaphylaktoider Reaktion.

Cave: Keine Antihistaminika oder Cortikosteroide.
Testwiederholung nach erfolgter Hyposensibilisierung.

Bence-Jones-Protein i.U.

(monoklonal synthetisierte freie Leichtketten eines Typs)

M 50 ml Sammelurin
B Immunfixation/Elektrophorese
N ∅
\+ monoklonale Gammopathie:
- Plasmozytom
- M. Waldenström

evtl. bei Leukosen und Tumoren

Zusätzliche Informationen:
Eiweißelektrophorese i.S. S. 48

Bilirubin i.S.

(Produkt aus dem Hämoglobinabbau in Milz, Leber und Knochenmark)

M 1 ml Serum
B Methode nach Jendrassik und Grof/DPD-Methode/enzymatische Methode
N Erwachsene: bis 1,0 mg/dl
Kinder: bis 1,3 mg/dl
reife Neugeborene: bis 8 mg/dl
unreife Neugeborene: bis 15 mg/dl
(jeweils Gesamtbilirubin)
↑ *prähepatisch:*
gesteigerter Erythrozytenzerfall mit vermehrter Bildung:
- hämolytischer Ikterus
- hämolytische Anämien
- Erythrozytopathien
- Infektionen (z.B. Malaria)
- Transfusionszwischenfälle
- Verbrennungen

intrahepatisch:
Schädigung des Leberparenchyms infolge von:
- Virushepatitis
- bakterieller oder parasitärer Lebererkrankung

- medikamentöser Leberschädigung: bei Einnahme von Azathioprin, Indometacin, D-Penicillamin, Ovulationshemmern
- Vergiftungen

posthepatisch:
Behinderung des Galleflusses:
- Tumorerkrankungen
- Cholangitis
- biliäre und portale Zirrhose
- parasitäre Erkrankungen

essenzielle Hyperbilirubinämie (M. Meulengracht):
ohne pathologische Bedeutung, selten über 4 mg/dl
Ikterus neonatorum bzw. M. haemolyticus neonatorum:
→ Indikationen zur Austauschtransfusion:
Bilirubin über 4 mg/dl im Nabelschnurblut;
Anstieg des Bilirubins i.S.
- um 1 mg/dl pro Lebensstunde
- auf 12 mg/dl während des ersten Lebenstags
- auf 16 mg/dl beim Frühgeborenen, bei Komplikationen schon bei 14 mg/dl
- auf 18–20 mg/dl beim reifen Neugeborenen, bei Komplikationen schon bei 16 mg/dl

→ Differenzierung (nur sinnvoll bei Gesamtbilirubin über 2 mg/dl):
direkt reagierendes Bilirubin (posthepatisch):
N bis 0,3 mg/dl
indirekt reagierendes Bilirubin (prähepatisch):
N bis 0,75 mg/dl

Zusätzliche Informationen:
Tabelle Leberdiagnostik S. 265

Blut i.U.

M 10 ml frischer Mittelstrahlurin
B Streifentest/Mikroskopie
N Ø
\+ Hämaturie:
massiv:
- Nieren- und Blasentumoren
- Nierentuberkulose
- Zystennieren
- hämorrhagische Diathese (Einnahme von Antikoagulanzien)

mittelstark:
- Glomerulonephritis
- Urolithiasis
- Infektionen (z.B. Bilharziose)

Mikrohämaturie:
- vaskuläre Erkrankungen
- körperliche Anstrengungen (Sport)
- Fieber

Hämoglobinurie:
intravasaler Zellzerfall infolge von:
- Vergiftung
- Transfusionszwischenfall
- Infektionen (z.B. Malaria)
- Erythrozytopathien
- Unfällen

nach besonderen Belastungen als Marsch- oder Kältehämoglobinurie
→ Urin mit braun-roter Verfärbung kann auch Hinweis auf eine Myoglobinurie (S. 102) sein.
→ Für weitere Differenzierung gleichzeitig Harnsediment bestimmen.

Zusätzliche Informationen:
Eiweiß (Gesamt-) i.U. S. 48

Blut, okkultes i.St.

1. *nativ oder auf Testbriefchen*

M Stuhl
B Farbreaktion, Benzidinprobe, Guajak
N ∅
\+ Anwesenheit von Blut (auch in Spuren):
Hinweis auf ulzerativen, entzündlichen oder malignen Prozess im kolorektalen Bereich (gelegentlich auch bei Einnahme von Antikoagulanzien)
→ Falsch-positive Reaktionen z.B. nach Verzehr von Fleisch, Leber und Wurstwaren, Bananen, Tomaten, Kirschen, Rettich, Meerrettich; Falsch-negative Reaktionen durch Arzneimittel oder Vitamin-C-Aufnahme wie z.B. in Fruchtsäften.
Untersuchung muss zweimal wiederholt werden.
Test ist nur grob orientierend.
Besser immunologischer Nachweis.

2. *Hämoglobin-Haptoglobin und Hämoglobin*

M 2 Stuhlproben aus einem Stuhlgang, jeweils eine ca. bohnengroße Menge

B Immunologischer Nachweis

\+ Hämoglobin-Haptoglobin eher Adenome
Hämoglobin eher Kolonkarzinome

→ Spezifisch für humanes Hämoglobin;
keine Diätvorschriften erforderlich.

Zusätzliche Informationen:
Blutbild s. unten
Retikulozytenzahl i.B. S. 120

Blutbild

(„kleines Blutbild": Leukozyten, Erythrozyten, Hämoglobin, Hämatokrit, Ery.-Indices
„großes Blutbild":„kleines Bb", Leukozytendifferenzierung, Thrombozyten,)

M 3 ml EDTA-Blut (nicht einfrieren)

B photoelektronische Messung/Mikroskopie

Erwachsene:

	Männer	Frauen
Leuko	4–10 Tsd/µl	
Ery	4,5–6,5 Mill/µl	3,9–5,6 Mill/µl
Hb	14–18 g/dl	12–16 g/dl
Hkt	40–52 %	36–47 %
MCV	82–101 fl	
MCH (HbE)	27–32 pg	
MCHC	32–36 g/dl	

(MCV: mittleres korpuskuläres Volumen, MCH: mittlere korpuskuläre Hämoglobinmenge, MCHC: mittlere korpuskuläre Hämoglobinkonzentration)

Differenzial-Blutbild Erwachsene:

Granulozyten	relativ	absolut (x 10^3/µl)
• Basophile	bis 2 %	0,0–0,08
• Eosinophile	bis 4 %	0,04–0,36
• Neutrophile	50–75 %	1,80–7,20
• Stabkernige	bis 5 %	0,0–0,36
• Segmentkernige	50–75 %	2,00–6,30
Lymphozyten	25–45%	1,00–4,05
Monozyten	bis 14 %	0,08–0,80

Kinder:

Alter	Erythroz. (x 10^6/l)	MCV (μm^3)	MCH (pg)	MCHC (pg/dl)	Hkt (%)	Hb (g/dl)	Leukoz. (x10^3/l)
Neugeb.	4,4–5,8	108–123	34–40	32–35	52–68	16,2–21,2	9,0–30,0
3 Monate	3,2–3,9	86–106	30–36	29–33	30–38	10,5–12,6	5,0–20,0
1 Jahr	3,5–5,2	83–96	28–34	28–31	31–40	10,9–14,0	6,0–17,5
4 Jahre	4,3–5,5	68–84	23–29	27–29	34–41	11,4–15,0	5,0–14,5

Differenzial-Blutbild Kinder (x 10^3/ml):

	Neugeb.	3 Mon.	1 Jahr	4 Jahre
Neutrophile	6,0–26,0	1,0–9,0	1,5–8,5	1,5–8,5
Monozyten	0,4–3,1	0,1–1,5	0,05–1,1	0–0,8
Lymphozyten	2,0–11,0	3,5–14,5	4,0–10,5	2,0–8,0

1. Quantitative Abweichungen

Granulozyten (Neutrophile: Jugendliche, Stab-, Segmentkernige):

↑ akute Infektionen (meist bakteriell)
entzündliche Erkrankungen (z.B. rheumatisches Fieber, rheumatoide Arthritis, Nephritis, Pankreatitis)
myeloische Leukämie
Myokardinfarkt
nach Splenektomie (monate- bis jahrelang)
akuter Blutverlust
Schangerschaft
körperliche Anstrengung (meist nur kurzdauernd)

↓ Agranulozytose (medikamentös, toxisch, Strahlenbehandlung)
Infektionskrankheiten: Typhus, Influenza, Masern, Röteln, Malaria
Hyperspleniesyndrom

Eosinophile Granulozyten:

↑ allergische Erkrankungen (z.B. Asthma bronchiale, Urtikaria, Pollinose)
Hauterkrankungen (z.B. Erythema exsudativum multiforme)
parasitäre Erkrankungen (z.B. Wurmbefall, Echinokokkose, Skabies)
maligne Erkrankungen (CML, Eosinophilenleukämie, M. Hodgkin, metastasierendes Karzinom)
→ Als postinfektiöse Eosinophilie in der Rekonvaleszenzphase.

↓ Kortikosteroidbehandlung
M. Cushing
Stress

Basophile Granulozyten:

↑ chronisch-myeloische Leukämie
Polycythaemia vera

Lymphozyten:

↑ lymphatische Leukämien
Infektionskrankheiten (z.B. Keuchhusten, infektiöse Mononukleose mit lymphozytären Reizformen [M. Pfeiffer], Zytomegalie, Hepatitis)

↓ M. Hodgkin
Polycythaemia vera
Malignome
Miliartuberkulose
Lupus erythematodes
Urämie
Kortisontherapie
M. Cushing

Monozyten:

↑ Monozytenleukämie
M. Hodgkin
chronisch-myeloische Leukämie
Colitis ulcerosa
M. Crohn
Malaria
Trypanosomiasis
Kala-Azar
Endocarditis lenta
Rekonvaleszenzphase nach akuten Infekten

Erythrozyten:

↑ Polycythaemia vera
Polyglobulie (z.B. bei chronischen Lungenerkrankungen, kardiovaskulären Erkrankungen, Nierenleiden, geringer bei Rauchern)

↓ Anämien durch:
Blutverlust:

- akut und chronisch (evtl. okkult: Magen-Darm-Kanal, Niere und ableitende Harnwege)
  Zusätzliche Informationen: Blut, okkultes, i.St. S. 25
- Menor- und Metrorrhagien

unzureichende Blutneubildung:

- Knochenmarkschädigung (Infektionen, Tumoren, Nephropathien, Zytostase, Strahlenschäden)
- Störung der Hämoglobinsynthese (Eisenmangel, Bleivergiftung, Thalassämie)
- Störung der Zellreifung (Perniziosa, Folsäuremangel)

Hämolyse:
- angeboren (Erythrozytenanomalien, Enzymdefekte)
- erworben durch Antikörperbildung (Transfusionen, Autoantikörper und -lysine) bzw. durch Gifte (Pharmaka, Parasiten)

MCV/MCH/MCHC:

MCV n, MCH n, MCHC n:	normochrome Anämie (Blutverlust, Hämolyse, chron. Erkrankungen)
MCV↓, MCH↓, MCHC↓/n:	mikrozytäre hypochrome Anämie (Fe-Mangel, Fe-Verwertungsstörung, Thalassämie, → Sphärozytose: MCHC ↑)
MCV↑, MCH↑, MCHC n:	makrozytäre hyperchrome Anämie (Vitamin-B_{12}-/Folsäuremangel)

Hämatokrit:

↑	Dehydratation Polyglobulie Polycythaemia vera
↓	Hyperhydratation Anämie

Hämoglobin:
Anstieg und Abfall korrelieren häufig mit Erythrozytenzahl. Ausnahme: bei makrozytärer Anämie Hämoglobin häufig normal, Erythrozyten erniedrigt; bei mikrozytärer Anämie Hämoglobin häufig erniedrigt, Erythrozytenzahl normal.

2. Qualitative Veränderungen

Granulozyten:

Auer-Stäbchen:	akute myeloische Leukämie
Döhle-Körperchen:	schwere Infekte, Verbrennungen
Pelger-Huetsche-Kernanomalie:	genetisch bedingt, harmlos

Pseudo-Pelger-Zellen:	schwere Infekte, Leukämien
toxische Granulation:	Infekte, Intoxikation, Tumor
Lymphozyten:	
Gumprecht-Kernschatten:	chronisch-lymphatische Leukämie
lympho- und lymphomonozytäre Reizformen:	chronisch-lymphatische Leukämie malignes Lymphom M. Waldenström Infektionskrankheiten (z.B. infektiöse Mononukleose, Zytomegalie, Keuchhusten)

Erythrozyten:	
Anulozyten:	Eisenmangelanämie
Cabot-Ringe:	überstürzte Neubildung
Fragmentozyten:	hämolytisch-urämisches Syndrom intravasale Gerinnung
Geldrollenbildung:	monoklonale Gammopathie
Howell-Jolly-Körperchen:	nach Splenektomie
Kugelzellen:	hereditäre Sphärozytose
Makro-/Megalozyten:	Hepatopathie Perniziosa
Mikrozyten:	Eisenmangelanämie Thalassämie sideroblastische Anämie
Ovalozyten:	seltene hämolytische Anämie
Polychromasie und basophile Tüpfelung:	Vergiftung (z.B. durch Blei, s. S. 149)
Sichelzellen:	Sichelzellenanämie
Target-Zellen:	Thalassämie Leberzirrhose
Trophozoiten/Schizonten:	Malaria

Zusätzliche Informationen:

Alkalische Neutrophilenphosphatase S. 12
Erythropoetin i.S. S. 50
Glukose-6-Phosphat-Dehydrogenase i.B. S. 62
Hämoglobine i.B. S. 65
Knochenmarkuntersuchungen S. 253
Lymphozytendifferenzierung i.Pl. S. 98
Retikulozytenzahl i.B. S. 120
Thrombozyten i.B. S. 132

Blutgerinnungsuntersuchungen

Siehe unter:
Gerinnungsuntersuchungen S. 58

Blutgruppenbestimmung

I Schwangerenvorsorge
Blutübertragung
Knochenmarktransplantation
M 10 ml Blut
→ Identität sicherstellen: Name, Vorname, Geburtsdatum auf Probenröhrchen und Anforderung;
bei Aufbewahrung Blutkuchen nicht einfrieren.
B Hämagglutination

Untersuchungen:
AB0-System: A, A_1, A_2, B, 0
Rh-System: C, c, D, d, E, e, D^W, C^W
seltene Systeme
Antikörpersuchtest (wenn positiv, weitere spezielle Untersuchungen)

Zusätzliche Informationen:
HLA-Bestimmung S. 72

Blutkörperchensenkungsgeschwindigkeit (BSG bzw. BKS)

(Sedimentation und Aggregation von Erythrozyten in Abhängigkeit von der Beladung mit Plasmaproteinen)

M 2 ml Zitratblut
B Methode nach Westergren
N 1. h bis 10 mm (ab dem 60. Lebensjahr: bis 30 mm)
→ Der 2-h-Wert bringt keine zusätzlichen Informationen.
↑↑ akute und chronische – vorwiegend bakterielle – Infektionen
nekrotische Prozesse
maligne Tumoren
Gammopathien („Sturzsenkung“)
Autoimmunkrankheiten

rheumatisches Fieber
rheumatoide Arthritis
Kollagenkrankheiten
Polyarthritis
Thyreoiditis
nephrotisches Syndrom
↑ Schwangerschaft
aktive Tuberkulose
Anämien
Leukämien
nach operativen Eingriffen
↓ Polyglobulie
Polycythaemia vera
Sichelzellenanämie
Einnahme bestimmter Medikamente (z.B. Kortison, Acetylsalicylsäure, Phenylbutazon, Indometacin)
→ Bei akuten Infektionen hinkt die BSG-Beschleunigung der Leukozytose 1–2 Tage hinterher.

Zusätzliche Informationen:
C-reaktives Protein i.S. S. 41
Eiweißelektrophorese i.S. S. 48
Immunglobuline i.S. S. 77

CA 125 i.S.

(Antigen aus Oberflächenepithel des weiblichen Genitaltrakts, Tumormarker)

M 1 ml Serum
B Enzymimmunoassay
N bis 35 U/ml
↑ häufig bei Ovarialkarzinom
Endometriose (Analyt für die Verlaufskontrolle)
benigne Erkrankungen im Abdominalbereich (z.B. Adnexitis)

Zusätzliche Informationen:
Tabelle Tumormarker S. 268

CA 15-3 i.S.

(Antigen aus Milchfettkügelchen-Muzin-Familie, Tumormarker)

M 1 ml Serum
B Enzymimmunoassay
N bis 24 U/ml
↑ häufig bei Mammakarzinom
   Ovarialkarzinom
   benigne Erkrankungen der Brustdrüsen und der Leber

Zusätzliche Informationen:
Tabelle Tumormarker S. 268

CA 19-9 i.S.

(Glykolipid der Blutgruppensubstanz Lewis a, Tumormarker)

M 1 ml Serum
B Enzymimmunoassay
N bis 37 U/ml
↑ häufig bei Pankreaskarzinom
   hepatobiliäres und gastrointestinales Karzinom
   akute benigne Erkrankungen des Leber-Galle-Pankreas-Systems
→ Zusätzliche CEA-Bestimmung erhöht diagnostische Aussage.

Zusätzliche Informationen:
CEA i.S. S. 36
Tabelle Tumormarker S. 268

CA 54-9 i.S.

(Glykoprotein zur Verlaufskontrolle beim Mammakarzinom, Tumormarker)

M 1 ml Serum (auch Liquor, Pleura- und Ascitespunktat möglich)
B Enzymimmunoassay
N bis 12 U/ml
↑ metastasierendes Mammakarzinom
   andere Brusterkrankungen
   Leber-, Lungen-, Prostataerkrankungen
   gastrointestinale und gynäkologische Erkrankungen
→ Nicht zum Screening oder für die Primärdiagnose geeignet;
   Kombination mit andern Markern (z.B. CEA i.S. S. 36) empfohlen.

Zusätzliche Informationen:
Tabelle Tumormarker S. 268

CA 72-4 i.S.

(Glykoprotein zur Verlaufskontrolle bei Magen-, kolorektalem und Ovarialkarzinom, Tumormarker)

M 1 ml Serum
B Enzymimmunoassay, Chemilumineszenz
N bis 4 U/ml
↑ Magenkarzinom
kolorektales Karzinom
als Zweitmarker nach CA 125 auch beim Ovarialkarzinom
Pankreatitis
Leberzirrhose
Lungen- und Brusterkrankungen
rheumatische, gynäkologische (auch benigne ovarielle) und gastrointestinale Erkrankungen
→ Kombination mit andern Markern (z.B. CA 19-9 und CEA) empfohlen.

Zusätzliche Informationen:
Tabelle Tumormarker S. 268

Calcitonin i.S.

(Peptidhormon als Tumormarker des medullären Schilddrüsenkarzinoms, senkt den Calciumspiegel im Blut)

M 1 ml Serum
B Enzymimmunoassay
N Frauen: bis 4,6 pg/ml
Männer: bis 11,5 pg/ml
↑ medulläres Schilddrüsenkarzinom (C-Zell-Karzinom)
kleinzelliges Bronchialkarzinom und andere neuroendokrine Tumoren
Schwangerschaft, Kontrazeption
Calciuminfusion
Perniziosa
Niereninsuffizienz
→ Screening betroffener Familienangehöriger.

Zusätzliche Informationen:
Tabelle Tumormarker S. 268

Carboxyhämoglobin (CO-Hb) i.B.

(mit endogenem oder exogenem Kohlenmonoxid beladenes Hämoglobin)

M 3 ml Heparin-Blut
B Photometrie
N bis 5 % des Gesamt-Hb
↑↑ Kohlenmonoxidvergiftung
↑ hämolytische Anämien (bis 3%)
Nikotinabusus (bis 20%)

CASA (cancer associated serum antigen) i.S.

(Tumormarker des serösen Ovarialkarzinoms)

M 1 ml Serum
B Enzymimmunoassay
N bis 4 U/ml
↑ Ovarialkarzinome
→ Tumormarker mit hoher Spezifität, zur Verlaufskontrolle mit CA 12/CA 125 kombinieren; keine falsch positiven Werte bei Endometriose, Ovarialzysten, Adnex-Tumoren.

CDT (Carbohydrate-deficient transferrin) i.S.

(Marker des chronischen Alkoholmissbrauchs)

M 1 ml Serum
B HPLC, Radioimmunoassay, Enzymimmunoassay
N bis 2,5 %
Graubereich bis 2,7 %
erhöht ab 2,8 %
↑ Alkoholismus (über 50 g Alkohol pro Tag)
→ Falsch positive Ergebnisse möglich bei primär-biliärer Zirrhose, alkoholischer oder viraler Leberzirrhose, Eisenmangel und Schwangerschaft.
→ Bestimmung zur Aufdeckung des Missbrauchs, zur Therapieüberwachung der Alkoholkrankheit, bei forensischen Fragestellungen.

CEA (karzinoembryonales Antigen) i.S.

(Antigen vom Glykoproteintyp beispielsweise der Kolonschleimhaut,Tumormarker)

M 1 ml Serum
B Enzymimmunoassay
N bis 5,0 ng/ml (methodenabhängig!)
↑↑ kolorektales Karzinom
andere maligne Erkrankungen in fortgeschrittenen Stadien (z.B. Magen-, Pankreas-, Mamma-, Bronchial-, Ovarial- und C-Zell-Karzinom)
↑ entzündliche Erkrankungen von Leber, Lunge, Pankreas, Gastrointestinaltrakt (z.B. Colitis ulcerosa, Divertikulitis)
→ Differenzialdiagnose benigner und maligner Erkrankung: bei maligner Erkrankung im Verlauf ansteigender CEA-Wert. Postoperative Verlaufskontrollen: bis 2 Monate wöchentlich, bis 2 Jahre 2-monatlich (Werte für Verlaufskontrollen immer mit gleicher Methode bestimmen).

Zusätzliche Informationen:
Tabelle Tumormarker S. 268

Chlorid i.L.

(überwiegend extrazellulär vorkommendes, den osmotischen Druck beeinflussendes Ion)

M 1 ml Liquor
B ionenselektive Elektrode/Coulometrie
N 110–170 mmol/l
↑ Enzephalomyelitis
↓ Meningitis tuberculosa

Chlorid i.S.

(überwiegend extrazellulär vorkommendes, den osmotischen Druck beeinflussendes Ion)

M 1 ml Serum
B ionenselektive Elektrode/Coulometrie

N	Erwachsene:		95–108 mmol/l
	Kinder:	Frühgeborene:	97–122 mmol/l
		1 d–4 Wo.:	95–116 mmol/l
		1–12 Mo:	93–112 mmol/l
		≥ 1 a:	96–111 mmol/l

↑ renale Insuffizienz (renale tubuläre Azidosen)
chronische Hyperventilation und Hypoxie
kompensatorisch bei Diarrhö, Dünndarm- und Pankreasfisteln
postoperativ bei Ureterosigmoidostomie

↓ intestinaler HCl-Verlust (Erbrechen, Magensaftdrainage)
chronische Ateminsuffizienz
Hyperaldosteronismus
Cushing-Syndrom
ACTH-sezernierende Tumoren
Lakritzabusus
Einnahme bestimmter Medikamente (Furosemid, Etacrynsäure)

Zusätzliche Informationen:
Elektrolyte i.S. (Übersicht) S. 49
Säure-Basen-Haushalt i.B. S. 122

2

Chlorid im Schweiß

(über die Schweißdrüsen ausgeschiedenes Chlorid)

D Schweißtest (Pilocarpiniontophorese)
→ Im Labor nachfragen.
N bis 60 mmol/l (für NaCl)
↑ Mukoviszidose (zystische Fibrose)

Zusätzliche Informationen:
Albumin-Mekonium-Test S. 11

Chlorid i.U.

(glomerulär filtrierter und nicht rückresorbierter Anteil des plasmatischen Chlorids)

M 20 ml Sammelurin
B ionenselektive Elektrode/Coulombmetrie

N	Erwachsene:		113–226 mmol/d
	Kinder:	Neugeborene:	0,28–1,4 mmol/d*
		Säuglinge:	2,8–14 mmol/d*
		Kleinkinder:	14–42 mmol/d

(*bei Frauenmilchernährung, bei Kuhmilchernährung bis 3-fach)

↑ Hyperaldosteronismus

↓ Erbrechen
verminderte NaCl-Zufuhr

→ Die Urin-Elektrolyte Natrium, Kalium und Chlorid müssen immer gemeinsam beurteilt werden.

Zusätzliche Informationen:
Elektrolyte i.S. (Übersicht) S. 49
Tabelle Nierendiagnostik S. 266

Cholesterin i.S.

(im Körper ubiquitär synthetisiertes Fett: Bestandteil von Zellmembranen und Lipoproteinen, Vorstufe für Hormon- und Gallensäuresynthese)

M 1 ml Serum

B enzymatische Reaktion

N	Erwachsene:	Patienten ohne Risikofaktor:	bis 250 mg/dl
		Patienten mit 1 Risikofaktor:	bis 200 mg/dl
		Patienten mit > 2 Risikofaktoren oder Arteriosklerose:	bis 180 mg/dl
	Kinder:	Neugeborene 1. Woche:	60–120 mg/dl
		bis 1. Lebensjahr:	90–190 mg/dl
		ab 2. Lebensjahr	bis 200 mg/dl

↑ familiäre Hyperlipoproteinämien
Hypothyreose
Cholestase
nephrotisches Syndrom
Diabetes mellitus

↓ Analpha- bzw. Abetalipoproteinämie
Hyperthyreose
Steatorrhoe
Mangelernährung
Malabsorption bzw. Maldigestion

→ Eine Beurteilung des atherogenen Risikos ist möglich durch:
HDL-Cholesterin:

prognostisch günstig:	über 60 mg/dl
Standardrisiko:	35–60 mg/dl
Risikofaktor:	unter 35 mg/dl

LDL-Cholesterin:

Patienten ohne Risikofaktor:	unter 160 mg/dl
Patienten mit 1 Risikofaktor:	unter 130 mg/dl
Patienten mit > 2 Risikofaktoren oder Arteriosklerose:	unter 100 mg/dl

Zusätzliche Informationen:
Lipoproteine i.S. (Übersicht) S. 95
Lipoproteinelektrophorese i.S. S. 96
Triglyzeride i.S. S. 135

Cholinesterase i.S.

(in der Leber gebildetes Enzym)

M 1 ml Serum
B kinetische Messung
N Frauen: 2,37–7,38 KU/l
Männer: 2,87–7,90 KU/l
↑ Diabetes mellitus
Hyperlipoproteinämie Typ IV
Fettleber
nephrotisches Syndrom
exsudative Enteropathie
↓ Hepatopathien verschiedener Genese
- infektiös
- karzinomatös
- zirrhös
- medikamentös

Vergiftung mit Phosphorsäureestern (Insektizide)
schwere Erkrankungen:
- postoperativ
- Karzinome
- schwere Infektionskrankheiten

→ Bei normaler oder erniedrigter Cholinesterase-Aktivität besteht durch genetische Varianten ein Narkoserisiko. Dieses ist durch die Dibucainhemmung erfassbar. Im Labor erfragen.

Chromosomendiagnostik

(Erkennung von Erbkrankheiten und Chromosomenaberrationen)

I präventiv bei Kinderwunsch (Alter der Eltern)
Verdacht auf beispielsweise Mongolismus, Intersexualität (Klinefelter, Turner, Hermaphroditismus) und chronisch-myeloische Leukämie

M 7 ml Heparinblut, in sterilem Röhrchen

bei spezieller Indikationsstellung im Labor nachfragen:
- pränatal: Fruchtwasser, Chorionzotten, Fetalblut
- postnatal: Fibroblasten, Knochenmark
- Abortmaterial

Coombs-Teste i.B und i.S.

(Verfahren zum Nachweis inkompletter Antikörper)

Direkter Coombs-Test:

M 5 ml Blut

B Hämagglutination

N ∅

\+ bei Vorhandensein inkompletter Antikörper an den Erythrozyten, z.B. bei:
- M. haemolyticus neonatorum
- autoimmunhämolytischen Anämien
- Transfusionszwischenfällen

Indireker Coombs-Test:

M 2 ml Serum

N ∅

\+ bei Vorhandensein inkompletter Antikörper im Serum infolge Immunisierung durch:
- Fremdblut (Transfusion, Fremdblutinjektion)
- Blut eines rhesuspositiven Fetus
- Autoantikörperbildung mit hämolytischen Anämien

C-Peptid i.S.

(bei der Insulinentstehung vom Proinsulin abgespaltenes Peptid)

M 1 ml Serum, rascher Transport in das Labor

B Radioimmunoassay

N	0,9–4,0 ng/ml (nüchtern!)
	5,0–12,0 ng/ml nach Stimulation mit Tolbutamid (Rastinon)
	→ Die Messung nach Stimulation ist aussagekräftiger.
↑	Insulinom
	Nahrungsbelastung
↓	Diabetes mellitus
	M. Addison
	Nahrungskarenz

Zusätzliche Informationen:

Insulin i.S. S. 80
Glukose i.B. S. 61
Tolbutamidtest S. 278

2

C-reaktives Protein (CRP) i.S.

(Akute-Phase-Protein)

M	1 ml Serum		
B	Nephelometrie		
N	Erwachsene:		bis 5,0 mg/l
	Kinder:	Neugeborene:	bis 15 mg/l
		Säuglinge:	bis 10 mg/l
		Kleinkinder:	bis 8 mg/l

↑↑ schwere Entzündungen z.B. bei:
- Verbrennung
- operativem Eingriff

bakterielle Infektionen, z.B.:
- Sepsis
- Meningitis

metastasierende Tumoren
aktive rheumatische Erkrankungen
M. Crohn

↑ leichte Entzündungen, z.B.:
- unkomplizierte Zystitis
- Bronchitis

Myokardinfarkt
schwere Virusinfektionen

→ CRP reagiert bedeutend schneller als andere Entzündungsparameter wie z.B. Leukozyten oder BSG und bietet eine hohe Korrelation der Konzentration mit dem Ausmaß der Entzündung.

Zusätzliche Informationen:
Blutbild S. 26
BSG S. 31
Tabelle Rheumadiagnostik S. 267

C-reaktives Protein (CRP), hochsensitiv i.S.

M 1 ml Serum
B Nephelometrie
N bis 3 mg/dl
↑ Entzündung (akut und chronisch)
→ Prädiktionsmarker für kardiovaskuläre Erkrankungen:

< 1 mg/dl	günstige prognostische Aussage
bis 3 mg/dl	mittleres Risiko
> 3 mg/dl	hohes Risiko

Bei Vergleich mit Vorwerten entspricht der niedrigste Wert dem zu erwartenden Risiko. Unter antiphlogistischer bzw. Chemotherapie kann kein relevanter Wert ermittelt werden.

Crosslinks i.U.

Siehe unter:
Desoxypyridinolin/Pyridinolin i.U. S. 43

Cyfra 21-1 i.S.

(Cytokeratin-19-Fragmente, Tumormarker beim nichtkleinzelligen Bronchialkarzinom)

M 1 ml Serum, Pleuraerguss
B Enzymimmunoassay
N bis 2,0 ng/ml
↑ nichtkleinzelliges Bronchialkarzinom
→ Zur Diagnose und Verlaufsbeobachtung geeignet.
gynäkologische Tumoren
Hepatitiden
Leberzirrhose
Pankreatitis
entzündliche Darmerkrankungen

Nikotinabusus
Schwangerschaft
→ Auch zur Verlaufskontrolle muskelinvasiver Harnblasenkarzinome geeignet.

Cystatin C i.S.

(Endogener Marker für die glomeruläre Filtrationsrate)

M Spontanurin
B Immunturbidimetrie, Immunnephelometrie
N 0,5–1,0 mg/l (im Alter höher)
↑ Niereninsuffizienz
→ Höhere diagnostische Sensitivität bei der Beurteilung der Nierenfunktion als mit der Kreatinin-Clearance.

Dehydroepiandrosteronsulfat (DHEA-S) i.S.

(in der Nebennierenrinde produziertes Androgen)

M 1 ml Serum
B Radioimmunoassay, Enzymimmunoassay
N Frauen: 0,8–3,4 g/ml
Männer: 0,8–5,6 g/ml
↑ adrenaler Hirsutismus
Virilismus (Differenzialdiagnose zwischen adrenaler und ovarieller Störung)
NNR-Tumore
↓ NNR-Insuffizienz
Einnahme von Kortikoiden

Zusätzliche Informationen:
Androgene i.S. (Übersicht) S. 16

Desoxypyridinolin/Pyridinolin (Crosslinks) i.U.

(Kollagenfaservernetzungsprodukte, Knochen- und Knorpelstoffwechselmarker)

M 10 ml zweiter Morgenurin
B HPLC

N Desoxypyridinolin: 15–78 μg/g Kreatinin
Pyridinolin: 84–340 μg/g Kreatinin

↑ verstärkter Knochenabbau bei:
- Osteoporose (auch postmenopausales Risiko)
- primärem Hyperparathyreoidismus
- Knochenmetastasen
- M. Paget
- rheumatischen Erkrankungen

→ Auch möglich bei Hyperthyreose, Hyperparathyreoidismus, Akromegalie, Vitamin-D Mangel, kalziumarme Ernährung, Hypercortisolismus.

→ Im Knorpel ist nur Pyridinolin enthalten, im Knochen Pyridinolin und Desoxypyridinolin.

Zusätzliche Informationen:
Vitamin D i.S. S. 139

Disk-(SDS-) Elektrophorese i.U.

(Einstufung von Proteinurien nach Boesken)

M 10 ml zweiter Morgenurin
B SDS-Gel-Elektrophorese
Bw Unterscheidung glomerulärer, tubulärer, gemischter oder postrenaler Eiweißausscheidungen durch Beurteilung der diagnostisch relevanten Proteinfraktionen.

Dopamin i.Pl./i.U.

Siehe unter:
Katecholamine i.Pl. und i.U. S. 85

Eisen i.S.

(überwiegend im Dünndarm resorbiertes Ion mit verschiedenen physiologischen Funktionen, z.B. im Hämoglobin)

M 1 ml Serum
B Photometrie/Atomabsorptionsspektroskopie
N Frauen: 50–145 g/dl
Männer: 60–160 g/dl

Kinder:	Neugeborene:	80–200 g/dl
	Säuglinge 10.–30.d:	50–120 g/dl
	bis 6. Monat:	70–120 g/dl
	ab 6. Monat:	70–80 g/dl
	ab 1. Lebensjahr:	40–150 g/dl

(bis zur Pubertät Anstieg auf Erwachsenenwerte)

↑ Hämochromatosen
sideroblastische Anämie
megaloblastische Anämie
Thalassaemia major
Leberzirrhose
Hepatitis
Porphyrien
Hämolysen
Polytransfusionen
Einnahme von Östrogenen

↓ Eisenverluste infolge von:
- gastrointestinaler Blutung
- Menor-/Metrorrhagie
- Blutspenden

Resorptionsstörungen infolge von:
- Magen-Darm-Resektion
- Zöliakie

Fehlernährung
Schangerschaft
Infekte
chronische Entzündungen
Karzinome
Urämie
Transferrinverminderung infolge von:
- nephrotischem Syndrom
- exsudativer Enteropathie
- Vererbung

Zusätzliche Informationen:
Eisenbindungskapazität i.S. s. unten
Ferritin i.S. S. 52
Transferrin i.S. S. 134

Eisen i.U.

Siehe unter:
Deferoxamintest S. 272

Eisenbindungskapazität (EBK) i.S.

(mittels Transferrinabsättigung durchgeführte Diagnostik von Eisenmangel und Eisenüberladung des Organismus)

M	1 ml Serum		
B	radiale Immundiffusion/Nephelometrie/Turbidimetrie		
N	totale EBK:		270–380 µg/dl
	freie EBK:	Erwachsene:	180–250 µg/dl
		Neugeborene:	60–200 µg/dl
		Säuglinge:	kontinuierlich steigend
		Kleinkinder:	300–460 µg/dl

↑ Eisenmangel
mikrozytäre hypochrome Anämie
chronischer Blutverlust
Schwangerschaft

↓ Hämochromatosen
schwerer Leberparenchymschaden
chronische Entzündungen:
- rheumatoide Arthritis
- Infekte

Tumore
Porphyrie
Proteinverluste
verminderte Proteinsynthese

Zusätzliche Informationen:
Eisen i.S. S. 44
Ferritin i.S. S. 52
Transferrin i.S. S. 134

Eiweiß (Gesamt-) i.L.

(hochmolekulare Stoffe mit lebenswichtigen physiologischen Funktionen)

M 1 ml Liquor

B Nephelometrie/Coomassie-Methode
N 0,2–0,4 g/l
↑ bakteriell bzw. viral bedingte Enzephalitis
Meningitis (auch tuberkulös)
Meningomyelitis
Hirnabszess
Polyneuritis
multiple Sklerose
Hirntumore

Zusätzliche Informationen:
Liquoruntersuchung S. 254

Eiweiß (Gesamt-) i.S.

(hochmolekulare Stoffe mit lebenswichtigen physiologischen Funktionen, z.B. in Enzymen, in Hormonen, zur Wasserbindung und als Gerüst- und Stützsubstanz)

M 1 ml Serum
B Biuret-Methode/Coomassie-Methode

N	Erwachsene:		6,5–8,0 g/dl
	Kinder:	Neugeborene:	4,5–6,8 g/dl
		Säuglinge:	5,5–7,0 g/dl
		Kleinkinder:	6,0–7,5g/dl
		ab 7. Lebensjahr:	6,5–8,0 g/dl

↑ Plasmozytom (multiples Myelom)
M. Waldenström
M. Boeck
Leberzirrhose
Pseudohyperproteinämie durch Dehydratation infolge von:
- Diarrhö
- Erbrechen
- Diabetes insipidus
- Verbrennung

↓ Proteinsynthesestörung (schwere Leberparenchymschädigung)
Mangelernährung
Malabsorption
nephrotisches Syndrom
exsudative Enteropathie
Aszites
Hämodialyse

Verbrennungen
Pseudohypoproteinämie infolge von:
- massiver Blutung
- Hyperinfusion

Zusätzliche Informationen:
Eiweißelektrophorese i.S. S. 48
Elektrolyte i.S. (Übersicht) S. 49

Eiweiß (Gesamt-) i.U.

(zusammengesetzt aus tubulär sezernierten Plasmaproteinen sowie renalen Strukturproteinen)

M 10 ml Morgenurin oder Sammelurin
B Pyrogallol-Rot/Photometrie
N Morgenurin: bis 120 mg/l
Sammelurin: bis 150 mg/d, nach körperl. Belastung bis 250 mg/d
↑ Erkrankungen und Schädigungen der Nieren und ableitenden Harnwege
Herzinsuffizienz
Koma
Fieber
orthostatische Albuminurie
Paraproteinämien
→ Die quantitative Bestimmung ist bei positiver qualitativer Eiweißprobe im Teststreifen immer indiziert;
evtl. Differenzierung durch Disk-Elektrophorese i.U. S. 44.

Zusätzliche Informationen:
Bence-Jones-Protein i.U. S. 23

Eiweißelektrophorese i.S.

(Nachweis und Differenzierung von Dysproteinämien)

M 1 ml Serum
N **Erwachsene:**

	relativ (%)	gesamt (g/l)
Albumin	58,0–70,0	35,2–50,4
α1-Globulin	1,5–4,0	1,3–3,9
α2-Globulin	5,0–10,0	5,4–9,3
β-Globulin	8,0–13,0	5,9–11,4
γ-Globulin	10,0–19,0	5,8–15,2

Kinder:

	Neugeborene	Säuglinge	Kleinkinder
Albumin	32,7–45,3 g/l	35,7–51,3 g/l	33,1–52,2 g/l
α1-Globulin	1,1–2,5 g/l	1,3–2,5 g/l	0,9–2,9 g/l
α2-Globulin	2,6–5,7 g/l	3,8–10,8 g/l	4,3–9,5 g/l
β-Globulin	2,5–5,6 g/l	3,5–7,1 g/l	3,5–7,6 g/l
γ-Globulin	3,9–11,0 g/l	2,9–11,0 g/l	4,5–12,1 g/l

(gleichzeitig Gesamteiweiß i.S. bestimmen!)

↑↓

	Alb.	α1	α2	β	γ
akute Entzündung:					
Frühstadium	↓	↑	↑	(↑)	--
Spätstadium	↓	--	--	--	↑
chronische Entzündung,					
Autoimmunleiden	↓	--	(↑)	--	↑
Neoplasien	↓	(↑)	↑	--	(↑)
maligne Lymphome	↓	--	(↑)	--	↑
Hepatitiden:					
akut	↓	--	(↑)	--	↑
chron.-persistierend	--	--	(↑)	--	(↑)
chron.-aktiv	↓	--	ø	--	↑
Leberzirrhose	↓	--	--	--	↑
nephrotisches Syndrom	↓	--	↑↑	--	--
enteraler Proteinverlust	↓	↓	↓	↓	↓
α1-Antitrypsin-Mangel	--	↓	--	--	--
Eisenmangelanämie	--	--	--	↑	--
Hyperlipoproteinämien	--	--	↑	↑	--
Schwangerschaft	↓	↑	↑	↑	--
hormonelle Kontrazeptiva	--	(↑)	↑	↑	--

→ M-Gradient: monoklonale Vermehrung einer Eiweißfraktion als Hinweis auf eine Gammopathie (z.B. M. Waldenström, Myelom).

Elektrolyte i.S. (Übersicht)

Die wichtigsten Elektrolyte s. unter:

1. Kationen:
   - Gesamtkalzium (Ca) S. 83f
   - Kalium (K) S. 81f
   - Magnesium (Mg) S. 99
   - Natrium (Na) S. 102f
2. Anionen:
   - Chlorid (Cl) S. 36f
   - Eiweiß (Gesamt-) i.S. S. 47

- Phosphat (PO_4), anorganisch S. 110f
- Standardbikarbonat (HCO_3) S. 128

Endomysium-IgA-Antikörper i.S.

(Antikörper bei Zoeliakie-Diagnostik)

M 1 ml Serum
B Enzymimmunoassay, IFT
N methodenabhängig
↑ Zoeliakie (Sprue, glutensensitive Enteropathie)
Dermatitis herpetiformis Duhring
M. Crohn
Colitis ulcerosa
→ Unter Therapie meist Titerabfall,
ggf. selektiven IgA-Mangel ausschließen.

Zusätzliche Informationen:
Gliadinantikörper i.S. S. 60

Eosinophiles Cationisches Protein (ECP) i.S.

(Aktivitätsparameter atopischer Erkrankungen)

M 1 ml Serum
B Radioimmunoassay
N 2,3–16 µg/l
↑ atopische Dermatitis (Neurodermitis, endogenes Ekzem)
Asthma bronchiale
→ Für Verlaufs- und Therapiekontrolle geeignet.

Erythropoetin i.S.

(überwiegend in der Niere gebildetes, regulatorisches Glykoprotein zur Konstanthaltung der Erythrozytenmasse)

M 1 ml Serum
B Radioimmunoassay/Enzymimmunoassay
N 6–25 U/l
↑ verminderte Hämoglobinoxygenierung infolge von:
- Höhenaufenthalt
- nichtrenalen Anämien
- Nikotinabusus

pulmonal und kardial bedingten Hypoxien
Schangerschaft (2./3. Trimenon)
paraneoplastisch bei:
- Leberzellkarzinom
- Nierenzellkarzinom
- Hämangioblastom
- Uterusfibromyom

↓ renale Anämie
Polycythaemia vera
nach Erythrozytentransfusion

Erythrozytendurchmesser

Siehe unter:
Blutbild: MCV S. 26

Erythrozytenvolumen

Siehe unter:
Blutbild: Hämatokrit, MCV S. 26

Faktor-II-Genmutation

(Prothrombin-Mutation)

M 1 ml EDTA-Blut
B Polymerase-Kettenreaktion (PCR), Hybridisierung
N Mutation nicht nachweisbar
Bw Inzidenz 1–3%
Zweithäufigste bekannte hereditäre Ursache der Thrombophilie. Thromboserisiko bei heterozygoten Merkmalsträgern ca. 3-fach erhöht.

Faktor-V-Genmutation i.Pl.

(häufigster genetischer Defekt für Thrombosen)

M 1 ml EDTA-Blut
B PCR, Hybridisierung

N nicht nachweisbar
Bw Thromboserisiko: heterozygot 5–10%, homozygot 90%, insbesondere bei Hinzukommen weiterer Risikofaktoren, z.B. Rauchen, Kontrazeptiva.
→ Gleichzeitige Bestimmung der Prothrombinmutation (Faktor II) empfehlenswert.

Faktor-VIII-assoziiertes Antigen i.Pl.

(gerinnungsphysiologisch neutrales Trägerprotein des Faktor-VIII-Moleküls)

M 2 ml Zitratplasma (tiefgefroren)
B radiale Immundiffusion
N 60–200% der Norm
↑ Diabetes mellitus
Hepatopathien
Lungenkontusion
Vaskulopathien
↓ von Willebrand-Jürgens-Syndrom

Zusätzliche Informationen:
Gerinnungsuntersuchungen: Faktor VIII S. 58

Ferritin i.S.

(Protein mit hoher Kapazität zur Eisenspeicherung)

M 1 ml Serum
B Enzymimmunoassay/Radioimmunoassay

N	Erwachsene:	Frauen:	25–300 ng/ml
		Männer:	25–400 ng/ml
	Kinder:	Neugeborene (2 Wochen):	90–628 ng/ml
		bis 1. Monat:	144–399 ng/ml
		bis 2. Monat:	87–430 ng/ml
		bis 4. Monat:	37–233 ng/ml
		bis 6. Monat:	19–142 ng/ml
		bis 9. Monat:	14–142 ng/ml
		bis 1. Jahr:	11–91 ng/ml
		bis 10 Jahre:	15–119 ng/ml

↑ Hämochromatosen
Neoplasien

sideroblastische Anämie
Thalassämie
Leberparenchymschaden
↓ Eisenmangel infolge von:
- Blutverlust
- Eisenresorptionsstörung
- Fehlernährung
- Schangerschaft

α-1-Fetoprotein (AFP) i.S.

(in Dottersack, Leber und Magen-Darm-Trakt des Fetus sowie durch verschiedene Tumoren gebildetes Glykoprotein, Tumormarker)

M 1 ml Serum
B Enzymimmunoassay
N bis 10 ng/ml
↑ hepatozelluläres Karzinom
Keimzelltumoren
Tumoren des Gastrointestinaltrakts (insbes. mit Lebermetastasen)
Hepatopathien (viral, toxisch, zirrhotisch)

Schwangerschaft:	16. SSW:	17,8–71,2 ng/ml
	17. SSW:	21,1–84,4 ng/ml
	18. SSW:	23,3–93,0 ng/ml
	19. SSW:	30,7–122,8 ng/ml
	20. SSW:	33,7–134,8 ng/ml

→ Eventuell Untersuchung wiederholen.

→ Verlaufskontrolle nach/unter Therapie bei Tumorpatienten.

Zusätzliche Informationen:
Fruchtwasseruntersuchung S. 252
β-HCG i.S. S. 71

Fibrinogen i.Pl.

(Faktor I des plasmatischen Gerinnungssystems)

M 2 ml Zitratblut
B Methode nach Clauss/kinetischer Trübungstest
N 150–450 mg/dl

↑ Entzündungen und Neoplasien (Akute-Phase-Protein)
postoperativ
Diabetes mellitus

↓ Verbrauchskoagulopathien
Hyperfibrinolyse
fibrinolytische Therapie (Streptokinase, Urokinase)
schwerer Leberparenchymschaden

Zusätzliche Informationen:
Gerinnungsuntersuchungen S. 58

Fibrinogenspaltprodukte (D-Dimere) i.Pl.

(Produkte der enzymatischen Fibrin- und Fibrinogenproteolyse durch Plasmin)

M 2 ml Zitratblut
B Latextest
N bis 0,3 mg/l
↑ akute Verbrauchskoagulopathie
vermehrter Anfall von Fibrinogenspaltprodukten infolge von:
- Thrombosen
- Leukämien
- Neoplasien
- Einnahme bestimmter Medikamente (Furosemid, Vasopressinderivate, Nikotinsäure)

postoperativ
Leberzirrhose
Schangerschaft (letztes Trimenon)

Folsäure i.S.

(essenzieller, auch von Bakterien gebildeter Nahrungsbestandteil mit Bedeutung für die Nukleinsäuresynthese)

M 1 ml Serum
B Radioimmunoassay/Enzymimmunoassay
N 3–15 ng/ml
↓ Alkoholismus
Malabsorption infolge von:
- Darmresektion
- Sprue

- Zöliakie
- M. Crohn
- Einnahme bestimmter Medikamente (Phenytoin,Phenobarbital, Antibiotika)

megaloblastische Anämie
Mehrbedarf bei gesteigerter Hämatopoese:
- chronisch hämolytische Anämie
- chronische Blutungsanämie

Hämodialyse
Psoriasis

Zusätzliche Informationen:
Vitamine i.S. S. 138

Fructosamine i.S.

(nicht-enzymatisch glycosyliertes Protein zur Verlaufsbeobachtung des Diabetes mellitus)

M 1 ml Serum
B Turbidimetrie, Nephelometrie
N bei gut eingestellten Diabetikern: bis 300 µmol/l
→ Ähnlich wie beim HbA_{1C} lassen sich Höhe und Dauer hyperglykämischer Phasen der letzten 5–15 Tage abschätzen (kürzerer Zeitraum als beim HbA_{1C}). Die Kombination beider Werte verbessert die Beurteilung der Diabeteseinstellung. Falsch erhöhte Werte bei erhöhtem Bilirubin und bei Hämolyse. Falsch erniedrigte Werte bei Hypoalbuminämie (z.B. Nephrose, Kachexie).

Fruktose im Seminalplasma

Siehe unter:
Ejakulatuntersuchung zur Fertilitätsdiagnostik S. 251

FSH/LH i.S.

(stimulierende Gonadotropine aus dem Hypophysenvorderlappen)

M 1 ml Serum
B Radioimmunoassay

N

		FSH (mU/ml)	LH (mU/ml)
Männer:		0,9–15,0	2–10
Frauen:	Follikelphase	1,1–9,6	0,8–25,8
	periovul. Phase	2,3–20,9	25,0–57,3
	Lutealphase	0,8–7,5	0,8–27,1
	Menopause	34,5–95,5	39,7–103,5

↑ Männer: Klinefelter-Syndrom
primärer Hypogonadismus:
- Hodenatrophie
- Leistenhoden

Frauen: primäre Ovarialinsuffizienz:
- Gonadendysgenesie
- Klimakterium praecox
- Z.n. Zytostase/Radiatio

↓ Männer: Hypophysenunterfunktion
Frauen: sekundäre Ovarialinsuffizienz
- Hyperprolaktinämie
- traumatische/tumoröse Schädigung des hypothalamo-hypophysären Systems
- Anorexia nervosa

Zusätzliche Informationen:
Testosteron i.S. S. 130

Gallenfarbstoffe i.U.

(Sammelbegriff für: Bilirubin, Urobilinogen, Urobilin)

M 5 ml Urin
→ Probe sofort nach Entnahme bearbeiten.
B Teststreifen

1. Bilirubin:
N ∅
\+ hepatozellulärer bzw. cholestatischer Ikterus
Dubin-Johnson- und Rotor-Syndrom

2. Urobilinogen:
N Spur
↑ hämolytischer Ikterus
Leberparenchymschaden
Infektionen
∅ kompletter Gallengangsverschluss

3. Urobilin:

N Spur

↑ hämolytischer Ikterus
Leberparenchymschaden
Infektionen
→ Erhöhter Wert auch bei Untersuchung nicht frischen Harns.

∅ kompletter Gallengangsverschluss

Zusätzliche Informationen:
Tabelle Leberdiagnostik S. 265

Gamma-GT (Gammaglutamyltranspeptidase) i.S.

(vor allem in der Leber, aber auch in Niere, Gallengängen und Darm vorkommendes Enzym)

M 1 ml Serum

B kinetische Test (IFCC-Methode)

N	Erwachsene:	Männer:	bis 28 U/l
		Frauen:	bis 18 U/l
	Kinder:	Frühgeborene:	bis 150 U/l
		Neugeborene:	bis 100 U/l
		Säuglinge:	bis 80 U/l
		ab 1. Lebensjahr:	bis 200 U/l
		Jugendliche:	wie Erwachsene

↑ Leberparenchymschäden infolge von:
- akuter Virushepatitis
- chronischer Hepatitis
- alkoholischer Fettleber
- Leberzirrhose

Cholestase (auch bei Schwangerschaft und Kontrazeptiva)
Leberkarzinom
Lebermetastasen
Durchblutungsstörungen der Leber (z.B. bei Rechtsherzinsuffizienz)
Alkoholismus (erst nach mehrtägigem Alkoholgenuss)
Einnahme bestimmter Medikamente:
- Antikonvulsiva
- Thyreostatika
- Antirheumatika

akute Pankreatitis
Pankreaskopfkarzinom

Myokardinfarkt
Diabetes mellitus

Zusätzliche Informationen:
Tabelle Leberdiagnostik S. 265

Gastrin i.S.

(in Antrum, Duodenum und proximalem Jejunum gebildetes Polypeptidhormon)

M 1 ml Serum
B Radioimmunoassay
N bis 150 pg/ml
↑↑ Zollinger-Ellison-Syndrom
↑ postoperativer Antrumrest
G-Zell-Hyperplasie des Antrums
evtl. nach Vagotomie
Nierenresektion/-erkrankung

Gerinnungsuntersuchungen

Bei hämorrhagischen Diathesen ist damit eine Differenzierung in vaskuläre, plasmatische und/oder thrombozytenbedingte Ursache möglich.

I. *Übersichtsuntersuchungen bzw. Gruppenteste:*

Thrombozyten i.B. S. 132	Plättchenfunktion
Antithrombin III i.Pl. S. 20 Fibrinogen i.Pl. S. 53 PTT (part. Thromboplastinzeit) i.Pl. S. 119 Thrombinzeit i.Pl. S. 131 Thromboplastinzeit (Quick-Wert) i.Pl. S. 132	} fibrinbildendes System

II. *Faktorenteste:*
M 5 ml Zitratblut
B Einphasentests

N Faktor I (Fibrinogen): 1,8–3,5 g/l (gerinnbares Fibrinogen)
Faktoren II, V, VII, IX, X, XI, XIII: 70–120% der Norm
Faktoren VIII, XII: 70–150% der Norm

↑

Faktor	Gerinnungsstörung angeboren	Gerinnungsstörung erworben
I (Fibrinogen)	A- und Dysfibrinogenämie	1,2
II (Prothrombin)	kongenitaler Mangel, Dysprothrombinämie	3,4,5,6
V (Proakzelerin)	Parahämophilie	1,2,5
VII (Prokonvertin)	kongenitaler Mangel	3,4,5,6
VIII (AHG)	Hämophilie A, Angiohämophilie A (Willebrand-Jürgens-Syndrom)	1,2
IX (Christmas-Faktor)	Hämophilie B, Angiohämophilie B	3,4,5,6
X (Stuart-Prower-Faktor)	kongenitaler Mangel	3,4,5,6
XI (PTA)	kongenitaler Mangel	5
XII (Hagemann-Faktor)	kongenitaler Mangel	5,7
XIII (fibrinstabilisierender Faktor)	kongenitaler Mangel	5, Leukämie, Neoplasie, massiver Blutverlust
Präkallikrein (Fletcher-Faktor)	kongenitaler Mangel	5,7
HMW-Kininogen (Fitzgerald-Faktor)	kongenitaler Mangel	1,5,7

1 Verbrauchskoagulopathie
2 primäre Hyperfibrinolyse
3 Neugeborene
4 Vitamin-K-Mangel
5 Leberparenchymschaden
6 Einnahme von oralen Antikoagulanzien
7 Denguefieber

III. *Spezielle Untersuchungen s. unter:*
(evtl. im Labor nachfragen)
Faktor-II-Genmutation S. 51
Faktor-V-Genmutation i.Pl. S. 51
Fibrinogenspaltprodukte (D-Dimere) i.Pl. S. 54
Plasminogen i.Pl. S. 112
Protein C i.Pl. S. 116
Protein S i.Pl. S. 117

GLDH (Glutamatdehydrogenase) i.S.

(Enzym der Leberzellmitochondrien)

M 1 ml Serum
B kinetischer UV-Test

N	Erwachsene	Männer:	bis 4,0 U/l
		Frauen:	bis 3,0 U/l
	Kinder:	Neugeborene:	bis 6,6 U/l
		Säuglinge:	bis 4,3 U/l
		Kleinkinder:	bis 2,6 U/l

↑↑ Leberzellnekrose infolge akuter Vergiftung:
- Halothan
- Tetrachlorkohlenstoff (CCl_4)
- Arsen
- Pilzgifte

akute Rechtsherzinsuffizienz

↑ akute oder chronische Virushepatitis
Leberkarzinom
Metastasenleber
Verschlussikterus
Leberzirrhose
Fettleber

Zusätzliche Informationen:
Tabelle Leberdiagnostik S. 265

Gliadinantikörper i.S.

(Antikörper [keine Autoantikörper!] gegen das Getreideprotein Gliadin)

M 1 ml Serum
B Enzymimmunoassay

Gliadin IgA-Antikörper i.S:

N	Erwachsene:		bis 25 U/l
	Kinder:	0–4 Jahre:	bis 50 U/l
		ab 4 Jahre:	bis 25 U/l

Gliadin IgG-Antikörper i.S.:

N	Erwachsene:		bis 25 U/l
	Kinder:	0–4 Jahre	bis 50 U/l
		ab 4 Jahre:	bis 25 U/l

\+ glutensensitive Enteropathien
M. Crohn
Colitis ulcerosa
IgA-Nephritis
Dermatitis herpetiformis Duhring

Zusätzliche Informationen:
Endomysium-IgA-Antikörper i.S. S. 50

Glukose i.S./i.B.

(wichtigstes Monosaccharid im energieliefernden Kohlenhydratstoffwechsel)

M	1 ml Serum Kapillarblut (Hämolysatgefäß)		
B	Hexokinasemethode/Glukosedehydrogenasemethode		
N	Erwachsene:	Serum:	70–110 mg/dl
		Kapillarblut:	70–100 mg/dl
	Kinder:	Neugeborene:	stark schwankende Werte innerhalb der ersten Lebenswoche: 40–80 mg/dl, Stabilisierung ab der zweiten Lebenswoche
		Kleinkinder:	wie Erwachsene

↑ Diabetes mellitus Typ I/Typ II
akute oder chronische Pankreatitis
Pankreaskarzinom
Pankreastrauma
Hämochromatose
endokrine Störungen:
- M. Cushing
- Phäochromozytom
- Akromegalie

↓ postalimentäre vegetativ bedingte Spontanhypoglykämie
Dumping-Syndrom
Inselzelltumor
latenter Diabetes mellitus
Mangelernährung
Leberparenchymschaden
Glykogenspeicherkrankheiten
Überdosierung mit Antidiabetika

Zusätzliche Informationen:
Hinweise auf diagnostisch wichtige Diäten S. 4
Tolbutamidtest S. 278

2

Glukose i.L.

(wichtigstes Monosaccharid im energieliefernden Kohlenhydratstoffwechsel)

M 0,5 ml Liquor
B Hexokinasemethode/Glukosedehydrogenasemethode
N 34–90 mg/dl
↑ intrakranieller Abszess
subdurales Empyem
↓ bakterielle Meningitis (auch tuberkulös)
akute myeloische oder lymphatische Leukämie mit Meningenbeteiligung
→ Zur Bestimmung des Blut-Liquor-Quotienten (= 1,12–1,64) Blutglukose mitbestimmen.

Glukose i.U. (quantitativ)

(wichtigstes Monosaccharid im energieliefernden Kohlenhydratstoffwechsel)

M 5 ml Spontanurin bzw. 24-h-Sammelurin
B Hexokinasemethode/Glukosedehydrogenasemethode
N bis 15 mg/dl bzw. 0,50 g/24 h
↑ Diabetes mellitus
renaler Diabetes
toxische Nierenschädigung
Schangerschaft (besonders im 3. Trimenon)

Glukose-6-Phosphat-Dehydrogenase (G6P-DH) i.Pl.

(Zwischenferment des Pentosephosphatzyklus)

M 5 ml EDTA-Blut
B UV-Methode
N 118–144 mU/10^9 Erythrozyten
↓ Glukose-6-Phosphat-Dehydrogenase-Mangel
→ Mangel führt zur Hämolyse bei Medikation mit:
- Acetylsalicylsäure
- Azulfidine
- Chloroquin
- Chloramphenicol

- Nitrofurantoin
- Phenacetin
- Vitamin K

bei Verzehr folgender Nahrungsmittel:

- Favabohnen
- grüne Bohnen
- Johannisbeeren

GOT (Glutamat-Oxalacetat-Transaminase) i.S. (= Aspartataminotransferase ASAT)

(vor allem in der Leber, aber auch in Herz und Skelettmuskulatur vorkommende Transaminase)

M 1 ml Serum

B kinetischer UV-Test

N	Erwachsene:	Männer:	bis 18 U/l
		Frauen:	bis 15 U/l
	Kinder:	Neugeborene:	bis 39 U/l
		Säuglinge:	bis 27 U/l
		1. Lebensjahr:	bis 22 U/l
		danach auf Erwachsenenwerte abfallend	

↑ Myokardinfarkt:
beginnend nach 4–8 h, maximal nach 16–48 h, Normalisierung nach 3–6 d
Myokarditis
akute Virushepatitis A/B/C (steiler Anstieg im anikterischen Prodromalstadium)
als Begleithepatitis bei:

- Mononukleose (EBV-Infektion)
- Infektion durch Herpes-simplex-Virus
- Zytomegalievirusinfektion

chronische Hepatitis
alkoholischer Leberschaden (Gamma-GT dann deutlicher erhöht)
Leberzirrhose
toxische Leberschädigung durch:

- Tetrachlorkohlenstoff (CCl_4)
- Pilzvergiftung
- Medikamente

kardiale Stauungsleber
akuter Gallengangsverschluss (Erhöhung innerhalb 24 h)

Lebertumoren/-metastasen
Myopathien
→ Bei Entnahme Hämolyse wegen GOT-Erhöhung vermeiden.

De-Ritis-Quotient:
GOT/GPT < 1: reversible Leberzellerkrankung
GOT/GPT > 1: Leberzellerkrankung vom Nekrosetyp (häufig: chronisch-aktive Lebererkrankung, alkoholischer Leberschaden)

Zusätzliche Informationen:
Tabelle Leberdiagnostik S. 265

GPT (Glutamat-Pyruvat-Transaminase) i.S. (= Alaninaminotransferase ALAT)

(vor allem in der Leber, aber auch in Herz und Skelettmuskulatur vorkommende Transaminase)

M	1 ml Serum		
B	kinetischer UV-Test		
N	Erwachsene:	Männer:	bis 22 U/l
		Frauen:	bis 17 U/l
	Kinder:	Neugeborene:	bis 30 U/l
		Säuglinge:	bis 30 U/l
		1. Lebensjahr:	bis 24 U/l
		danach auf Erwachsenenwerte abfallend	
↑	ähnlich der GOT-Aktivität (jedoch bei Myokardinfarkt erst bei Leberstauung infolge Rechtsherzinsuffizienz)		

Zusätzliche Informationen:
Tabelle Leberdiagnostik S. 265

Guthrie-Test

(Screening-Test zum Nachweis einer Phenylketonurie)

M Vollblut auf Filterpapierkarte aufgetropft
B mikrobiologischer Hemmtest
N ∅
\+ bei Phenylketonurie des Neugeborenen (Untersuchung am 5. Lebenstag)

Zusätzliche Informationen:
Phenylalanin i.S. S. 110

Hämatokrit i.B.

Siehe unter:
Blutbild S. 26

Hämochromatose-Gen (HLA-H-Gen)

(Nachweis pathologischer Eisenspeicherung)

M 1 ml EDTA-Blut
B PCR, Hybridisierung
N siehe Befundbericht
→ Bei der Hämochromatose sind Ferritin, Transferrin und Transferrinsättigung erhöht. Klinische, nicht genetisch bedingte Eisenüberladung finden sich auch bei Hämolyse, ineffektiver Blutbildung, bei anderen Grunderkrankungen sowie bei gesteigerter Eisenzufuhr (z.B. Vielfachtransfusionen).

Hämoglobin, freies i.Pl.

(beim Erythrozytenzerfall freigesetztes Hämoglobin)

M 2 ml Heparinplasma oder EDTA-Plasma
B Pseudoperoxidasereaktion/Nephelometrie/Spektralphotometrie
N bis 5 mg/dl
↑ intravasale Hämolyse
starke körperliche Arbeit

Hämoglobine (Hb) i.B.

(in den Erythrozyten enthaltenes Chromoprotein zum Sauerstofftransport)

M 3 ml EDTA-Blut
B Elektrophorese/Ionenaustauschchromatographie

quantitativ:
Siehe unter:
Blutbild S. 26

qualitativ:

HbA:

N 97%

davon HbA_0: 90%

$HbA_{1a\text{-}c}$: 6,5 ± 1,5%

→ HbA_{1c} S. 69

↓↓ β-Thalassaemia major

↓ andere Thalassämien

HbA_2:

N bis 3%

↑ β-Thalassaemia major

β-Thalassaemia minor

HbF:

N Erwachsene: bis 0,8%

Kinder: neben HbA verbleibende HbF-Konzentration der Erythrozyten:

Neugeborene:	60–85%
3 Monate:	bis 50%
5 Monate:	bis 10%

↑↑ β-Thalassaemia major

↑ angeborene Persistenz

sekundär bei gesteigerter Erythropoese und Anämien:

- β-Thalassaemia minor
- Sichelzellenanämie
- Perniziosa
- Leukämie

pathologische Hämoglobine:

HbS neben HbF bei Sichelzellenanämie (bis zu 20% der Negroiden)

HbE (bis zu 10% der Südostasiaten)

→ Weitere 250 Hb-Arten sind meist ohne klinische Bedeutung.

Zusätzliche Informationen:

Carboxyhämoglobin (CO-Hb) i.B. S. 35

Methämoglobin (Met-Hb) i.B. S. 100

Hämopexin i.S.

(in der Leber gebildetes Transportprotein für freie Hämderivate)

M 1 ml Serum

B radiale Immundiffusion/Nephelometrie/Turbidimetrie

N 50–150 mg/dl
↑ schnellwachsende Melanome
→ Anstieg des Hämopexins korreliert mit dem Tumorwachstum.
↓ Hämolysen
chronische Hepatopathien
Malabsorption
Porphyria cutanea tarda

Haptoglobin i.S.

(Akute-Phase-Protein und Transportprotein für freies Hämoglobin)

M 1 ml Serum
B Polyacrylamidgelelektrophorese/Nephelometrie
N 30–200 mg/dl
↑ akute Entzündungen
Nekrosen
↓ intravasale Hämolyse
schwerer Leberschaden
→ Ein Mangel ist selten angeboren.

Zusätzliche Informationen:
Blut, okkultes, i.St. S. 25

2

Harnsäure i.S.

(Endprodukt des Purinstoffwechsels)

M 1 ml Serum
B enzymatischer UV-Test

N	Erwachsene:	Männer:	3,6–8,2 mg/dl
		Frauen:	2,3–6,1 mg/dl
	Kinder:	Neugeborene:	3,5–6,0 mg/dl
		Kleinkinder:	2,5–5,5 mg/dl

↑ familiäre Hyperurikämie
Gicht (akuter Anfall)
Niereninsuffizienz
vermehrter Zellzerfall:
- Leukämien
- Polycythaemia vera
- Chemotherapie
- Radiatio

Alkoholismus
Nulldiät
Psoriasis
Präeklampsie
Eklampsie
Einnahme bestimmter Medikamente:
- Diuretika
- Ethambutol
- Salizylate (niedrig-dosiert)

alimentäre Zufuhr (z.B. Innereien, Hülsenfrüchte)

↓ Xanthinurie
Fanconi-Syndrom
Schangerschaft
Einnahme bestimmter Medikamente/Diagnostika:
- Allopurinol
- Phenylbutazon
- Salizylate (hochdosiert)
- Röntgenkontrastmittel

Zusätzliche Informationen:
Hinweise auf diagnostisch wichtige Diäten S. 4
Tabelle Nierendiagnostik S. 266
Tabelle Rheumadiagnostik S. 267

Harnsäure i.U.

(Endprodukt des Purinstoffwechsels)

I	Harnsäuresteindiathese		
M	10 ml Sammelurin		
B	enzymatischer UV-Test		
N	purinfreie Nahrung:	Frauen:	bis 750 mg/d
		Männer:	bis 800 mg/d
	purinreiche Nahrung:		bis 1000 mg/d
→	Harnsäure ist bei saurem pH nur schwer löslich.		

Zusätzliche Informationen:
Hinweise auf diagnostisch wichtige Diäten S. 4

Harnstoff i.S.

(in der Leber gebildetes Endprodukt des Eiweißstoffwechsels)

M 1 ml Serum
B Photometrie
N Erwachsene: 10–50 mg/dl
Kinder: Neugeborene: bis 42 mg/dl
Kleinkinder: bis 48 mg/dl

↑ *renale Ursachen:*
- akutes Nierenversagen
- chronische Niereninsuffizienz (erst bei Einschränkung der glomerulären Filtrationsrate auf etwa 30 ml/min)

extrarenale Ursachen:
- prärenale Niereninsuffizienz (z.B. bei Hyperemesis, Diarrhö, Verbrennungen, Exsikkose und oligurischer Herzinsuffizienz)
- postrenale Niereninsuffizienz (z.B. bei Urolithiasis, Prostatahypertrophie/-karzinom, Strikturen und neurogenen Störungen)
- hohe Eiweißzufuhr (mehr als 200 g/d)

↓ schwere Hepatopathie
eiweißarme Kost
Schangerschaft (3. Trimenon)

→ Harnstoff i.S. ist weniger zur Nierendiagnostik geeignet; s. hierzu unter Kreatinin i.S. S. 89.

Zusätzliche Informationen:
Kreatininclearance, endogene S. 276
Tabelle Nierendiagnostik S. 266

HbA_{1c} i.Pl.

(glykosyliertes Hämoglobin)

M 1 ml EDTA-Blut
B HPLC
N Nichtdiabetiker: 4,3–5,8%
Diabetiker: Zielwert < 6,0
→ Abhängig von: Typ, Stadium, Alter.

↑ bei erhöhten Blutglukosewerten über längere Zeit (Kontrollparameter für die zurückliegenden 6–8 Wochen)

↓ Insulinom
Schangerschaft
hämolytische Anämien

klinisch weniger bedeutsam:

HbA_1:	Nichtdiabetiker:	5,1–7,0%
	Diabetiker:	< 8,5
		→ Abhängig von: Typ, Stadium, Alter.

HBDH (2-Hydroxybutyrat-Dehydrogenase) i.S. (= LDH 1-Isoenzym)

(vor allem in Myokard und Erythrozyten vorkommendes Enzym)

M 1 ml Serum
→ Hämolyse vermeiden.
→ Vor Entnahme keine körperlichen Belastungen.

B kinetischer UV-Test

N	Erwachsene:		50–140 U/l
	Kinder:	bis 1 Jahr:	bis 275 U/l
		bis 15 Jahre:	bis 285 U/l

↑ Herzmuskelschaden:
- Myokardinfarkt: Enzymanstieg nach 6–12 h
  Maximum nach 30–72 h
  Normalisierung nach 10–20 d
- Myokarditis
- Herzkatheteruntersuchung
- Herzrhythmusstörungen

Dermatomyositis
Polymyositis
Niereninfarkt
nach abdominalchirurgischem Eingriff

Zusätzliche Informationen:

GOT i.S. S. 63
GPT i.S. S. 64
Kreatinkinase i.S. S. 90
Kreatinkinase-MB-Masse i.S. S. 91
LDH i.S. S. 94
Myoglobin i.S. S. 101
Troponin-I i.S. S. 135

β-HCG (humanes Choriongonadotropin) i.S.

(Plazentahormon, wird auch von Tumoren mit Trophoblastgewebe gebildet, Tumormarker)

M	1 ml Serum	
B	Immunoassay	
N	bis 5 U/l	
↑↑	Frauen: Blasenmole Chorionepitheliom	
↑↑	Männer: Teratoblastom	
↑	Frauen: Schwangerschaft (nach Konzeption!):	
	1. Woche	< 50 U/l
	2. Woche	< 400 U/l
	3. Woche	300–19000 U/l
	4. Woche	2000–50000 U/l
	5. Woche	5500–90000 U/l
	6. Woche	19000–133000 U/l
	7. Woche	15500–13000 U/l
	8. Woche	37000–230000 U/l
	9. Woche	38000–200000 U/l
	10. Woche	36000–200000 U/l
	11. Woche	40000–140000 U/l
	12. Woche	14000–100000 U/l
	13. Woche	16500–115000 U/l
	2. Trimenon	8000–110000 U/l
	3. Trimenon	4000–65000 U/l
↑	Männer: Seminom	
→	2–20 U/l = Graubereich: Kontrolle nach 2 Tagen empfohlen. Über 20 U/l ist eine Schwangerschaft anzunehmen, wenn andere Gründe für eine erhöhte hCG-Konzentration auszuschließen sind. Der β-HCG-Wert verdoppelt sich bei einer normalen Frühschwangerschaft 23–35 Tage nach der letzten Menstruation nach jeweils 1,6 Tagen, 35–42 Tage nach der letzten Menstruation nach jeweils 2,0 Tagen, 33–49 Tage nach der letzten Menstruation nach jeweils 2,5 Tagen, 41–50 Tage nach der letzten Menstruation nach jeweils 3,4 Tagen.	
→	In der Menopause sind Kreuzreaktionen bei erhöhtem LH/FSH möglich.	

Zusätzliche Informationen:

Alpha-1-Fetoprotein i.S. S. 53

2

β-HCG (humanes Choriongonadotropin) i.U.

(Plazentahormon, wird auch von Tumoren mit Trophoblastgewebe gebildet, Tumormarker)

M 10 ml Urin
B Latexagglutination/Immunoassay
N nicht nachweisbar
\+ in der Schangerschaft
→ Beta-HCG i.S. ist früher und genauer nachweisbar.

HDL-Cholesterin i.S.

Siehe unter:
Cholesterin i.S. S. 38

5-HIES (5-Hydroxyindolessigsäure) i.U.

(Metabolit des Serotonins)

M 20 ml Sammelurin, wegen Konservierung im Labor nachfragen
B HPLC
N bis 9 mg/d
↑ Karzinoide
gelegentlich bei malignen Tumoren
→ Untersuchung 3 mal wiederholen.

Zusätzliche Informationen:
Hinweise auf diagnostisch wichtige Diäten S. 4
Serotonin i.B. S. 124

HLA (humane Leukozytenantigene)

(durch Erbfaktoren kontrollierte, lebenslang unverändert nachweisbare Antigene kernhaltiger Zellen)

HLA-B27:
M 10 ml Heparinblut oder 5 ml EDTA-Blut
B Durchflusszytometrie
\+ M. Bechterew: in 87%

→ Erhöhte Disposition auch für Gelenkerkrankungen nach Infektion durch z.B. Shigellen, Salmonellen, Yersinien und Gonokokken, Chlamydien, Mykoplasmen, ferner für M. Reiter.

andere HLA-Typen:

M 30 ml Heparinblut, vorher im Labor nachfragen

I Transplantation und selektive Transfusion
Frühabort unklarer Genese
Erkennung familiärer HLA-assoziierter Dispositionen, derzeit vermutet z.B. für:

- Diabetes mellitus
- M. Alzheimer
- M. Basedow
- M. Crohn

Homocystein i.S.

(Risikofaktor für Arteriosklerose, Myokardinfarkt, zerebralen Insult, Thrombembolien)

M 1 ml Serum

B HPLC

N bis 15 µmol/l

↑ Arteriosklerose
Thomboseneigung
neurologische und psychiatrische Erkrankungen (z.B. periphere Neuropathie)
Myelopathie
Depressionen
ernährungsbedingt bei Vitamin-B_{12}- und Folsäure-Mangel
bei genetischem Defekt (Methylentetrahydrofolat-Reduktase, Cystathion-β-Synthethase)
Niereninsuffizienz
Hypothyreose
Perniziosa
Karzinomen
chronisch-lymphatische Leukämie

Homovanillinsäure i.U.

(Abbauprodukt des Dopamins)

M	10 ml Sammelurin, wegen Konservierung im Labor nachfragen		
B	HPLC		
N	Erwachsene:		2,0–7,4 mg/d
	Kinder:	bis 1 Jahr:	bis 32,6 mg/g Krea
		2–5 Jahre:	bis 22,0 mg/g Krea
		6–9 Jahre:	bis 15,1 mg/g/Krea
		ab 10 Jahre:	bis 12,8 mg/g Krea

↑ Phäochromozytom
Neuroblastom
Ganglioneurom
nur gering erhöht bei:
- Karzinoid
- arterieller Hypertonie
- Cushing-Syndrom
- akutem Myokardinfarkt
- Stress

Zusätzliche Informationen:
Hinweise auf diagnostisch wichtige Diäten S. 4

HPL (humanes Plazentalaktogen) i.S.

(nur in der Schwangerschaft nachweisbares Hormon des Plazentasynzytiums)

I Überwachung der Plazentafunktion bei Risikoschwangerschaft
M 1 ml Serum
B Radioimmunoassay
N im Schwangerschaftsverlauf ansteigende Werte (siehe Befundbericht)
↑ Schangerschaft mit Diabetes mellitus
Mehrlingsschwangerschaft
↓ intrauterine fetale Retardierung
→ Bestimmung evtl. täglich wiederholen.
Bei deutlichem Absinken der Werte ist das Kind gefährdet.
Wichtige Ergänzung: Östriol, freies i.S. S. 106.

Zusätzliche Informationen:
Fruchtwasseruntersuchung S. 252

17-Hydroxykortikosteroide (17-OHCS) i.U.

(Bezeichnung für Steroidhormone und deren Metabolite mit 17-OH-Gruppe)

M	10 ml Sammelurin		
B	Photometrie nach Porter-Silber		
N	Erwachsene:	Frauen:	4–14 mg/d
		Männer:	7–19 mg/d
	Kinder :	bis 2 Jahre:	2–4 mg/d
		2–6 Jahre:	3–6 mg/d
		6–10 Jahre:	4–8 mg/d
		10–14 Jahre:	4–10 mg/d
↑	Cushing-Syndrom		
	Hyperthyreose		
	Adipositas		
	Fieber		
↓	NNR-Insuffizienz		
	Leberzirrhose		
	Panhypopituitarismus		
	Hypothyreose		
	hohes Alter		
	Kachexie		

Zusätzliche Informationen:

ACTH-Kurzzeittest S. 271
Dexamethasonhemmtest S. 273
Kortikosteroide (Übersicht) S. 88

17-Hydroxyprogesteron i.S.

(durch 21-Hydroxylase metabolisiertes Steroid aus dem Progesteronabbau)

M	1 ml Serum		
B	Radioimmunoassay		
N	Frauen:	40–220 ng/dl	(Zyklusschwankungen!)
	Postmenopause:	5–50 ng/dl	
	Männer:	40–220 ng/dl	
↑	kongenitales adrenogenitales Syndrom (21-Hydroxylase-Mangel)		

2

Hydroxyprolin i.U.

(Aminosäure des Kollagenstoffwechsels)

M 10 ml Sammelurin
B Photometrie/Hydrolyse mit Austauscherharz/Farbtest
N Erwachsene: 15–50 mg/d
Kinder: 1–5 Jahre: 20–65 mg/d
6–10 Jahre: 35–99 mg/d
11–14 Jahre: 63–180 mg/d
↑ vermehrter Knochenabbau bei primärem Hyperparathyreoidismus
M. Paget
renale Osteopathie
Knochenmetastasen
gelegentlich auch bei:
- rheumatoider Arthritis
- M. Bechterew
- Sklerodermie
- anderen Kollagenosen
- Wachstumsalter
- Einnahme von Schilddrüsenhormonen und Kortikoiden

↓ Rachitis
Hypothyreose
Hypoparathyreoidismus

Zusätzliche Informationen:
Hinweise auf diagnostisch wichtige Diäten S. 4

Immun-Anti-A/B (Isoagglutinintiter) i.S.

Siehe unter:
AB0-Antikörper i.S. S. 7

Immunfixation i.S.

(Nachweis monoklonaler Paraproteine im Serum)

M 1 ml Serum
B Immunfixation
N Kein Nachweis monoklonaler Paraproteine
\+ Plasmozytom
M. Waldenström

Schwerkettenkrankheit
benigne Paraproteine (z.B. bei chronisch-entzündlichen Prozessen, Hepatopathien, Kollagenosen)

→ Bestimmung von IgG, IgA, IgM (ggf. auch IgE und IgD) sowie kappa- und lambda-Ketten.

Immunglobuline i.S./im Nabelschnurblut/i.L.

(Proteine mit Antikörpereigenschaften)

M 1 ml Serum, Nabelschnurblut, Liquor

1. IgG:

B Nephelometrie/Enzymimmunoassay (Subklassen)

N Erwachsene: 700–1600 mg/dl
Kinder: altersabhängig, siehe Befundbericht

↑↑ monoklonale Gammopathie:
- Gamma-Schwerkettenkrankheit
- IgG-Plasmozytom
- benigne Formen

↑ chronische und chronisch-aktive Infektionskrankheiten (z.B. AIDS im Präfinalstadium)
chronische Hepatitis
Leberzirrhose
Autoimmunerkrankungen
nach Impfungen

↓ Antikörpermangelsyndrom
nephrotisches Syndrom
unter Immunsuppression
gelegentlich im Alter

2. IgM:

B Nephelometrie

N Erwachsene: Männer: 40–230 mg/dl
Frauen: 40–280 mg/dl
Kinder: altersabhängig, siehe Befundbericht

↑↑ monoklonale Gammopathie:
- M. Waldenström
- Kälteagglutininkrankheit
- µ-Schwerkettenkrankheit
- benigne Formen

↑	akute Infektionen akuter Schub chronischer Erkrankungen mit Immunisierung → Bei Neugeborenen Hinweis auf intrauterin erworbene Infektion.
↓	angeborenes oder erworbenes Antikörpermangelsyndrom chronisch-lymphatische Leukämie Wiskott-Aldrich-Syndrom unter Immunsuppression

3. IgA:

B	Nephelometrie
N	Erwachsene: 70–500 mg/dl Kinder: altersabhängig, siehe Befundbericht
↑↑	monoklonale Gammopathie: • IgA-Plasmozytom • α-Schwerkettenkrankheit • benigne Formen
↑	Schleimhautinfektionen Wiskott-Aldrich-Syndrom toxische Hepatopathien (z.B. durch Alkohol, Kontrazeptiva)
↓	Antikörpermangelsyndrom chronisch-lymphatische Leukämie unter Immunsuppression gelegentlich im Alter

4. IgD:

B	radiale Immundiffusion
N	bis 100 U/ml
↑	IgD-Plasmozytom

5. IgE:

B Radioimmunoassay/Lumineszenzimmunoassay

N	Erwachsene:		bis	100 U/ml
	Kinder:	1–3 Jahre:	bis	9 U/ml
		4–5 Jahre:	bis	24 U/ml
		6–7 Jahre:	bis	46 U/ml
		7–10 Jahre:	bis	116 U/ml
		11–14 Jahre:	bis	63 U/ml

↑↑	Neurodermitis
↑	allergische Zustände: • Asthma bronchiale • Rhinitis allergica Parasitosen Wiskott-Aldrich-Syndrom

Immunglobulin E (allergenspezifisches) i.S.

M 3 ml Serum
B Radioallergosorbenttest/Lumineszenzimmunoassay
N ∅
\+ bei Sensibilisierung gegen ein bestimmtes Allergen oder eine Allergengruppe, z.B.:
- Arzneimittel
- Tierallergene
- Nahrungsmittel
- Pollen
- Hausstaub
- Insektengifte
- Berufsallergene
- Schimmelpilze und Hefen
- Parasiten
- Bakterien

→ Bei außergewöhnlichen Allergenen ist die Durchführung eines Basophilen-Degranulationstests möglich: Rücksprache im Labor.

Immunglobulin-Subklassen (IgG-Subklassen) i.S.

(Quantitative Bestimmung bei Immundefekten)

M 1 ml Serum
B Enzymimmunoassay, Nephelometrie, Turbidimetrie
N altersabhängig
↑ bei AIDS: IgG_1 und IgG_2
bei allergischer Alveolitis: IgG_2
bei Allergien und Mucoviszidose: IgG_1
↓ Immundefektsyndrom: IgG_1
obere und untere Atemwegserkrankungen: IgG_2
obere Atemwegserkrankungen, Asthma bronchiale, Diarrhö: IgG3
keine klinische Relevanz: IgG4
→ Kombiniert sind häufig IgG_2- und IgG_4-, IgG_2- und IgA- sowie IgG_1- und IgG_3-Mangel. Es sind auch Mängel infolge von Reifungsverzögerung möglich.

2

Insulin i.S.

(blutglukosesenkendes Hormon)

M 2 ml Serum
B Radioimmunoassay
N 6–25 mU/ml (basal)
↑ Inselzelladenom
→ Aussagekräftiger ist die Bestimmung nach Stimulation: s. unter Tolbutamidtest S. 278 (Durchführung nur stationär!) Evtl. Mitbestimmung von C-Peptid i.S. S. 40.

Insulinbindende Antikörper i.S.

(Insulinneutralisierende Antikörper mit hoher Bindungskapazität)

I erhöhter Insulinbedarf bei Diabetestherapie
M 2 ml Serum
B Enzymimmunoassay
N bis 20 mU/l

Isoenzyme (Übersicht)

Siehe unter:
Alkalische Phosphatase i.S. S. 12
α-Amylase i.S. S. 15
Kreatinkinase-MB i.S. S. 91
LDH i.S. S. 94

Kälteagglutinine i.B.

(antierythrozytäre Autoantikörper)

M 10 ml Blut
B Hämagglutination
N bis 1:16 (bei 0°C)
↑ passager bei atypischer Pneumonie durch:
- Mycoplasma pneumoniae
- infektiöse Mononukleose (EBV)
- Zytomegalie (CMV)

chronisch als idiopathische Erkrankung

sekundär bei:
- monoklonaler Gammopathie
- lymphatischen Leukämien
- Retikulumzellsarkomen

Kalium i.S.

(Hauptkation des intrazellulären Raumes)

M 1 ml Serum
→ Blut bei Raumtemperatur gerinnen lassen (20–30 min), erst anschließend zentrifugieren und Serum abtrennen.

B ionenselektive Elektrode/Flammenphotometrie

N	Erwachsene:		3,6–5,0 mmol/l
	Kinder:	Neugeborene:	3,6–5,5 mmol/l
		Kleinkinder:	3,1–5,1 mmol/l

↑ starker Zellzerfall:
- Tumorbehandlung
- Hämolyse
- postoperativ

akute Azidose
vermehrte Kaliumzufuhr:
- oral
- Infusion

verminderte Kaliumausscheidung:
- Einnahme kaliumsparender Diuretika
- Niereninsuffizienz

Mineralokortikoidmangel

↓ vermehrte Kaliumausscheidung über den Darm:
- Enteritis
- Kolitis
- Laxanzienabusus

vermehrte Ausscheidung über die Niere:
- Aldosteronismus
- Diuretikaabusus
- Nephropathie mit Polyurie

Erbrechen (Pylorusstenose, Anorexia nervosa)
akute Alkalose
mangelhafte Zufuhr

Zusätzliche Informationen:
Aldosteron i.Pl. S. 11
Elektrolyte i.S. (Übersicht) S. 49
Kalium i.U. s. unten
Säure-Basen-Haushalt i.B. S. 122

Kalium i.U.

(Anteil des Serum-Kaliums nach glomerulärer Filtration, proximaler Rückresorption und distaler Sekretion)

M 10 ml Sammelurin
B ionenselektive Elektroden/Flammenphotometrie
N 2–4 g/d = 30–100 mmol/d
↑ Hyperaldosteronismus (M. Conn)
Erbrechen
Einnahme bestimmter Medikamente:
- Diuretika
- Steroide

↓ NNR-Insuffizienz
Oligurie
Malabsorption
extrarenaler Verlust:
- intestinale Fistel
- Diarrhö

Zusätzliche Informationen:
Chlorid i.U. S. 37
Elektrolyte i.S. (Übersicht) S. 49
Natrium i.U. S. 103

Kalzitonin i.S.

(Polypeptid mit kalziumsenkender Wirkung, Gegenspieler des Parathormons)

M 2 ml Serum (gefroren)
B Radioimmunoassay
N Frauen: bis 11,5 pg/ml
Männer: bis 4,6 pg/ml
↑ C-Zell-Hyperplasie
medulläres Schilddrüsenkarzinom (C-Zell-Karzinom)
ektope Bildung durch andere Tumoren (z.B. Bronchialkarzinom)

Kalzium i.S.

(etwa zur Hälfte im Plasma ionisiert vorliegendes bzw. an Eiweiß gebundenes Atom mit wichtigen physiologischen Funktionen)

M 0,5 ml Serum

B Atomabsorptionsspektroskopie/Flammenphotometrie

N Erwachsene: 8,10–10,42 mg/dl bzw. 2,02–2,6 mmol/l

Kinder: Neugeborene: 8,02–10,82 mg/dl bzw. 2,20–2,70 mmol/l

Säuglinge:

- Frauenmilchnahrung: 9,14–10,82 mg/dl bzw. 2,28–2,70 mmol/l
- Kuhmilchnahrung: 8,22–10,82 mg/dl bzw. 2,05–2,70 mmol/l

Kleinkinder: 9,02–10,98 mg/dl bzw. 2,25–2,74 mmol/l

↑ primärer Hyperparathyreoidismus
neoplastisches Syndrom (z.B. bei Mammakarzinom, Bronchialkarzinom, Pankreaskarzinom)
Osteoporose
M. Paget
M. Addison
Vitamin-A-/Vitamin-D-Überdosierung
Sarkoidose
Phäochromozytom
Hyperthyreose
Einnahme von Thiaziden

↓ Hypoparathyreoidismus (kongenital, idiopathisch, postop.) bzw. Pseudohypoparathyreoidismus (Differenzialdiagnose: PTH i.Pl. S. 108)
Kalziumresorptionsstörung (z.B. bei einheimischer Sprue, Zöliakie)
chronische Niereninsuffizienz (mit sek. Hyperparathyreoidismus)
nephrotisches Syndrom
Leberzirrhose
akute Pankreatitis
Einnahme bestimmter Medikamente (Kortikosteroide, Furosemid, Antiepileptika)

→ Tetanie ist nicht nur bei Hypokalzämie, sondern auch bei respiratorischer Alkalose möglich (S. 122).

Zusätzliche Informationen:
Kalzium i.U. S. 84
Osteocalcin i.S. S. 107
Phosphat (anorganisch) i.S. S. 110 und i.U. S. 111

2

Kalzium i.U.

(glomerulär filtrierter und nicht rückresorbierter Anteil des im Plasma ionisiert vorliegenden Kalziumanteils)

M 50 ml Sammelurin
B Atomabsorptionsspektroskopie
N Erwachsene: Frauen: bis 250 mg/d bzw. bis 6,2 mmol/d
Männer: bis 300 mg/d bzw. bis 7,5 mmol/d
Kinder: Säuglinge mit Frauenmilchnahrung u. Kleinkinder bei Normalkost:
0,01–0,40 mmol/kg KG in 24 h
= 0,2–8,0 mg/kg KG in 24 h
↑ Hyperkalzämie
Immobilisation
Nephrolithiasis
gestörte tubuläre Rückresorption
→ Zur Differenzialdiagnose von resorptiver (Knochen) und absorptiver (Darm) Hyperkalziurie ist eine Kontrolluntersuchung nach diätetischer Kalziumeinschränkung sinnvoll. Niedrige Kalziumausscheidung bei verminderter Aufnahme über die Nahrung.

Zusätzliche Informationen:
Kreatinin i.S. S. 89
Parathormon i.Pl./i.S. S. 108
Phosphat (anorganisch) i.S. S. 110
Vitamin D i.S. S. 139

Kardiolipinantikörper (ACLA) i.S.

(Autoantikörper gegen Phospholipide)

M 1 ml Serum
B Enzymimmunoassay/Agglutination
N Ø
\+ systemischer Lupus erythematodes
idiopathische thrombozytopenische Purpura
primär-biliäre Zirrhose
rheumatoide Arthritis
→ Geeignet zur Abklärung von falsch-positivem VDRL-Test durch unspezifische Antikörper.

Katecholamine i.Pl.

(Bezeichnung der biogenen Amine)

M 5 ml EGTA-Plasma
→ Vor Blutentnahme 15 Minuten liegen.
→ Medikamente 3–4 Tage vorher absetzen:
- Betablocker
- Barbiturate
- Salizylate

B HPLC

N Adrenalin: bis 125 ng/l
Noradrenalin: bis 450 ng/l
Dopamin: bis 85 ng/l

↑ Phäochromozytom
Neuroblastom
Ganglioneurom
nur gering erhöht bei:
- Karzinoid
- arterieller Hypertonie
- Cushing-Syndrom
- akutem Myokardinfarkt
- Stress

Zusätzliche Informationen:
Katecholamine i.U. s. unten
Hinweise auf diagnostisch wichtige Diäten S. 4

Katecholamine i.U.

(Bezeichnung der biogenen Amine)

M 10 ml Sammelurin (wegen Konservierung im Labor nachfragen)
→ Während der Sammelperiode starke körperliche Aktivität vermeiden.
→ Medikamente 3–4 Tage vorher absetzen:
- Betablocker
- Barbiturate
- Salizylate

B HPLC

N	Gesamtkatecholamine:	bis	125 µg/d
	Adrenalin:		4–20 µg/d
	Noradrenalin:	bis	105 µg/d
	Dopamin:	bis	450 µg/d
	Metanephrin:		52–341 µg/d
	Normetanephrin:	bis	450 µg/d
↑	wie bei Katecholamine i.Pl.		

Zusätzliche Informationen:
Hinweise auf diagnostisch wichtige Diäten S. 4
Homovanillinsäure i.U. S. 74
Vanillinmandelsäure i.U. S. 137

Ketonkörper i.U.

(Bezeichnung für Azetessigsäure, β-Hydroxybuttersäure und Azeton)

M 5 ml Urin
B Teststreifen
N Ø
\+ entgleister Diabetes mellitus
Kohlenhydratmangel bei überwiegender Fetternährung
Unterernährung
länger dauernder Hunger
Hyperemesis gravidarum
azetonämisches Erbrechen
Thyreotoxikose
Fieber (insbesondere im Kindesalter)
→ Falsch-negative Werte sind bei erhöhter Nierenschwelle (Säuglinge) und bei Nierenversagen (Coma diabeticum gravidarum) möglich.

Zusätzliche Informationen:
Laktat i.Pl. S. 93

17-Ketosteroide (17-KS) i.U.

(Metabolite von Steroidhormonen mit einer Ketogruppe am C-Atom 17)

M 10 ml Sammelurin
B Photometrie

N	Erwachsene:	Frauen:	17–35 Jahre:	3–17 mg/d
			35–60 Jahre:	2–14 mg/d
		Männer:	17–35 Jahre:	8–25 mg/d
			35–60 Jahre:	7–20 mg/d
	Kinder:	Neugeborene:		bis 0,5 mg/d
		3–10 Jahre:		1,0–6,0 mg/d
		10 bis 15 Jahre:		bis 10 mg/d

↑↑ Leydig-Zell-Tumor

↑ NNR-Hyperplasie und -Tumoren (auch ohne Cushing-Symptomatik)
Pubertas praecox
androgenbildender Ovarialtumor
Schangerschaft (3. Trimenon)

↓ primäre und sekundäre NNR-Insuffizienz
primärer und sekundärer Hypogonadismus
Hypophyseninsuffizienz:
- Sheehan-Syndrom
- Simmonds-Syndrom
- Tumoren

Anorexia mentalis
Leberzirrhose

Komplement i.S. bzw. i.Pl.

(multifaktorielles Proteinsystem zur Entzündungsmediation und Antigenverarbeitung)

C1-Esterase-Inhibitor-Aktivität:

M 2 ml Zitratplasma (gefroren)
B enzymatisch
N > 68%
↓ angioneurotisches Oedem
→ Immer gemeinsam mit Konzentration bestimmen.

C1-Esterase-Inhibitor-Konzentration:

M 2 ml Zitratplasma (gefroren)
N 15–35 mg/dl
↓ Erkrankungen des B-Zellsystems (chronisch-lymphatische Leukämie, multiples Myelom und andere Lymphome)
Vorliegen von Autoantikörpern
→ Die Konzentration kann beim angioneurotischen Ödem normal bis erhöht sein. Deshalb immer gemeinsam mit Aktivität bestimmen.

C3-Komplement:

M	1 ml Serum	
N	Erwachsene:	65–130 mg/dl
	Neugeborene bis 1 Woche:	60–220 mg/dl
	Säuglinge bis 1 Jahr:	60–150 mg/dl
	Kinder bis 2 Jahre:	80–170 mg/dl
	Kinder ab 2 Jahre:	80–120 mg/dl
↓	rekurrierende bakterielle Infektionen Glomerulonephritis Lupus-erythematodes-ähnliche Symptomatik	

C4-Komplement:

M	1 ml Serum		
N	Erwachsene:		18–50 mg/dl
	Kinder:	Neugeborene bis 1 Woche:	10–40 mg/dl
		Säuglinge bis 1 Jahr:	5–30 mg/dl
		Kinder bis 13 Jahre:	10–40 mg/dl
↓	Lupus-erythematodes-ähnliche Symptomatik		

CH 50 (entspricht annähernd dem Gesamtkomplement):

M 1 ml Serum (gefroren)

N 10–29 CH50E/ml

↑ Infektionen
akute Schübe bei Kollagenosen
rheumatische Erkrankungen

↓ Gesamtkomplement:
Synthesestörung
Komplementdefekte
vermehrter Verbrauch infolge von Immunkomplex- und Autoimmunerkrankungen (z.B. Lupus erythematodes, Dermatomyositis)
Nierenerkrankungen (akute postinfektiöse und membranoproliferative Glomerulonephritis)
Infektionen (z.B. bakterielle Endokarditis, Hepatitis, Malaria)

Kortikosteroide (Übersicht)

Siehe unter:

Aldosteron i.Pl. und i.U. S. 11
Dehydroepiandrosteronsulfat i.S. S. 43
17-Hydroxykortikosteroide i.U. S. 75
17-Hydroxyprogesteron i.S. S. 75
17-Ketosteroide i.U. S. 86

Kortisol i.S. s. unten
Testosteron i.S. S. 130

Kortisol i.S.

(in der Nebennierenrinde synthetisiertes Glukokortikoid)

M 1 ml Serum
B Chemilumineszenz
N 8 Uhr: 5–25 g/ml
18 Uhr: ca. 50% des Morgenwerts
↑ M. Cushing
starker Stress (z.B. operative Eingriffe, Malignome)
akute Psychosen
Einnahme von Östrogenen
↓ NNR-Insuffizienz
adrenogenitales Syndrom (AGS)
Einnahme von Dexamethason
→ Aufgrund des zirkadianen Rhythmus ist die Durchführung einer Bestimmung um 8 und 18 Uhr indiziert.

Zusätzliche Informationen:
ACTH-Kurzzeittest S. 271
Dexamethasonhemmtest S. 273
Kortikosteroide (Übersicht) S. 88

Kreatinin i.S.

(Metabolit des Kreatin-/Kreatinphosphatabbaus in der Muskulatur)

M 1 ml Serum
B Jaffé-Methode/enzymatische Reaktion

N	Erwachsene:	Männer:	bis 1,3 mg/dl
		Frauen:	bis 1,0 mg/dl
	Kinder:	Säuglinge:	0,25–0,62 mg/dl
		Kleinkinder:	0,28–0,72 mg/dl
		(bei Jaffé-Reaktion mit Enteiweißung)	

↑ Niereninsuffizienz infolge von:
- akutem Nierenversagen
- Hypovolämie (Minderdurchblutung nach operativem Eingriff, Blutungen und Diarrhö)
- postrenaler Harnwegsobstruktion

2

Muskelzerfall (z.B. bei Unfall, Verbrennung)
starke körperliche Belastung
Einnahme bestimmter Medikamente (z.B. Barbiturate, Antibiotika)
→ Erst bei einer Einschränkung der glomerulären Filtrationsrate um 50% ist das Serum-Kreatinin erhöht.

↓ verminderte Muskelmasse
juveniler Diabetes mellitus
Schangerschaft

Zusätzliche Informationen:
Cystatin C i.S. S. 43
Kreatininclearance, endogene S. 276
Tabelle Nierendiagnostik S. 266

Kreatinin i.U.

(glomerulär filtrierter Anteil des Serumkreatinins, das fast vollständig ausgeschieden wird)

M 50 ml Sammelurin
B Jaffé-Methode/enzymatische Reaktion
N Männer: 1,2–2,1 g/24 h
Frauen: 0,8–1,2 g/24 h
↑ erhöhte Muskelmasse
↓ verminderte Muskelmasse
Niereninsuffizienz

Kreatinkinase (Gesamt-CK) i.S.

(aus verschiedenen Isoformen bestehendes Enzym vor allem der Skelett- und Herzmuskulatur)

M 1 ml Serum
B kinetischer UV-Test
N

Erwachsene:	Frauen:	bis	70 U/l
	Männer:	bis	80 U/l
Kinder:	bis 1. Jahr:	bis	134 U/l
	bis 12 Jahre:	bis	90 U/l

↑↑ multiple Traumen
Polymyositis
Muskelkrämpfe

epileptischer Anfall
arterielle Embolien
↑ Myokardinfarkt
kardiogener Schock
entzündliche Herzmuskelerkrankungen
intensive körperliche Aktivität
intramuskuläre Injektionen
postoperativ
Muskeldystrophien (z.B. vom Typ Duchenne, auch bei Konduktorinnen)
Hypothyreose
maligne Tumoren

Kreatinkinase-MB, Aktivität (CK-MB) i.S.

(Isoenzym der Kreatinkinase, vor allem in der Herzmuskulatur)

M 1 ml Serum
B kinetischer UV-Test
N bis 10 U/l
↑ schwere Herzmuskelschädigungen
→ Bei Myokardinfarkt CK-MB über 6% der Gesamt-CK-Aktivität; erreicht bei 50% der Patienten nach 4 bis 5 Std. pathologische Werte; Makro-CK (Immunkomplex aus IgG und CK-BB bzw. CK-MiMi) kann CK-MB-Erhöhung vortäuschen.

Weitere CK-Isoenzyme:

CK-MM:	muskulär, Hauptanteil der Gesamt-CK
CK-BB:	ZNS
CK-MiMi:	mitochondrial

Kreatinkinase-MB-Masse, Konzentration (CK-MB-Masse) i.S.

(Isoenzym der Kreatinkinase, vor allem in der Herzmuskulatur)

M 1 ml Serum
B Enzymimmunoassay
N bis 5 µg/l
↑ schwere Herzmuskelschädigung

→ Myokardinfarkt: Anstieg der CK-MB-Konzentration innerhalb von 4–8 Std. nach Schmerzbeginn, nach 12–24 Std. Maximalwerte, fällt nach 48 Std. auf Normalwert; höhere diagnostische Sensitivität und Spezifität als CK-MB-Aktivität; Makro-CK stört diese Bestimmung nicht.

Kryoglobuline i.S.

(reversible Immunglobulinausfällung)

M 10 ml Vollblut, bei 37°C geronnen und abzentrifugiert

B Kaltstellung bei 4°C für 72 Stunden, ggf. Immunfixation des Präzipitats

N nicht nachweisbar

\+ systemischer Lupus erythematodes
Purpura
Raynaud-Phänomen
Arthritis
passager auch bei Virushepatitiden, anderen Infektionskrankheiten (z.B. Mononukleose, Cytomegalie) und Nierenerkrankungen

Kupfer i.S.

(Spurenelement mit wichtigen Funktionen im Stoffwechsel, z.B. Enzyme)

M 1 ml Serum

B Atomabsorptionsspektroskopie/Photometrie

N

N	Erwachsene:		65–165 µg/dl
	Kinder, Jugendliche:	Neugeborene:	8,9–46 µg/dl
		4–6 Monate:	25–108 µg/dl
		7–12 Monate	51–133 µg/dl
		1–5 Jahre:	83–152 µg/dl
		6–9 Jahre:	83–133 µg/dl
		10–13 Jahre:	83–121 µg/dl
		14–19 Jahre (weiblich):	70–159 µg/dl
		14–19 Jahre (männlich):	64–114 µg/dl

↑ Infektionen
Kollagenosen
Tumoren:
- Bronchialkarzinom
- Mammakarzinom

- Prostatakarzinom
- Leukämie

Cholestase
Hämochromatose
exokrine Pankreasinsuffizienz
Einnahme von Östrogenen und hormonalen Kontrazeptiva
Schangerschaft (3. Trimenon)
→ Falsch-erhöhte Werte können bei zu langer Blutstauung auftreten.

↓ M. Wilson
Menkes-Syndrom
ernährungsbedingter Mangel bei Neu-/Frühgeborenen und jungen Säuglingen

Zusätzliche Informationen:
Zöruloplasmin i.S. S. 142

Kupfer i.U.

(Spurenelement mit wichtigen Funktionen im Stoffwechsel, z.B. Enzyme)

M 10 ml Sammelurin
B Atomabsorptionsspektroskopie
N 10–50 µg/d
↑ M. Wilson

Laktat i.Pl.

(Endprodukt des anaeroben Glukosemetabolismus)

M 2 ml NaF-Blut (im Labor nachfragen)
B enzymatische Reaktion
N 5,7–22 mg/dl
↑ körperliche Belastung
diabetische Ketoazidose
hohe Insulingabe
postoperativ

Zusätzliche Informationen:
Ketonkörper i.U. S. 86

LAP (Leucinaminopeptidase) i.S.

(in verschiedenen Organen, vor allem in Gallenwegsepithelien, vorkommende Hydrolase)

M 1 ml Serum
B kinetischer Test
N bis 35 U/l
↑ Verschlussikterus
Cholestase durch toxische Substanzen
Cholangitis
primär-biliäre Leberzirrhose
akute Virushepatitis
alkoholische Hepatopathie
maligne Tumoren
Schangerschaft (3. Trimenon)

Zusätzliche Informationen:
Tabelle Leberdiagnostik S. 265

LDH (Laktatdehydrogenase) i.S. (Gesamt-LDH = LDH_{1-5})

(in allen Geweben vorkommendes, zytoplasmatisch gelöstes Enzym)

M 1 ml Serum, Aszites, Pleuraerguss
B kinetischer UV-Test

Serum:

N	Erwachsene:		120–240 U/l
	Kinder:	Neugeborene:	< 800 U/l
		im 1. Jahr:	< 500 U/l
		im 2. Jahr:	< 300 U/l

↑ Myokardinfarkt: Anstieg nach 6–12 h, Maximum nach 24–60 h, Normalisierung nach 7–15 d
Myokarditis
Lungenembolie
toxische und infektiöse Leberzellschädigung
Skelettmuskelerkrankungen (bei progressiver Muskeldystrophie vom Typ Duchenne schon Jahre vor klinischer Symptomatik)
hämolytische Anämie
unbehandelte Perniziosa

Aszites/Pleuraerguss:

N nicht höher als i.S.

↑ Aszites: Peritonealkarzinose
Pleuraerguss: Malignome

LDH-Isoenzyme:

(werden zur Organdifferenzierung herangezogen)
LDH 1 (= HBDH i.S. S. 70) und LDH 2: Herzmuskel, Erythrozyten, Niere
LDH 3: lymphatisches Gewebe, Thrombozyten, malignes Gewebe
LDH 4 und LDH 5: Leber, Skelettmuskel, malignes Gewebe

LDL-Cholesterin i.S.

Siehe unter:
Cholesterin i.S. S. 38

LH i.S.

Siehe unter:
FSH/LH i.S. S. 55

Lipase i.S.

(Pankreasenzym)

M 1 ml Serum

B Photometrie/Turbidimetrie

N 7–60 U/l

↑ Pankreaserkrankungen:
- akute und chronische Pankreatitis
- Pankreaskarzinom
- Ulcus duodeni mit Pankreaspenetration

Niereninsuffizienz (insbesondere bei Dialysepflicht)

Zusätzliche Informationen:
α-Amylase i.S. S. 15

Lipoproteine i.S. (Übersicht)

Bestimmungen bei Verdacht auf Hyperlipoproteinämie:
- Apolipoproteine (Apo-A, Apo-B, Apo-E) i.S. S. 21
- Cholesterin i.S. S. 38

- Lipoproteinelektrophorese i. S. s. unten
- Lp (a) i.S. S. 96
- Triglyzeride i.S. S. 135

Lipoproteinelektrophorese i.S.

M 1 ml Serum, Blutentnahme vom nüchternen Patienten.

Auftrennung der Serumlipide in die Fraktionen:
- Chylomikronen
- Lipoproteine
- Prä-β-Lipoproteine
- β-Lipoproteine

Typ	Bezeichnung	Chol.	Trigl.	erhöhte Fraktion	atherogenes Risiko
I	Hyperchylomikronämie	n/↑	↑↑	Chylom.	kein
IIa	Hypercholesterinämie	↑↑	n	β	hoch
IIb	gemischte Hyperlipidämie	↑↑	↑↑	Prä-β, β	hoch
III	broad beta disease	↑↑↑	↑↑↑	β	hoch
IV	endogene KH-induzierbare Hypertriglyceridämie	n↑	↑↑↑	Prä-β	mäßig hoch
V	endogen-exogene Hypertriglyceridämie	↑↑	↑↑	Chylom., Prä-β	gering

Zusätzliche Informationen:
Apolipoproteine (Apo-A, Apo-B, Apo-E) i.S. S. 21
Cholesterin i.S. S. 38
Triglyzeride i.S. S. 135

Lp (a) (Lipoprotein a) i.S.

(atherogen wirkendes Lipoprotein)

I Verdacht auf genetisch bedingtes Atheroskleroserisiko auch bei normalen Cholesterin- und Triglyzeridwerten
M 1 ml Serum
B Enzymimmunoassay/Nephelometrie
N bis 30 mg/dl

Lp-X (Lipoprotein X) i.S.

(abnormes Lipoprotein, Komplex zwischen Gallelipiden und Apolipoproteinen)

M 1 ml Serum, Entnahme vom nüchternen Patienten
B Elektrophorese
N ∅
\+ Cholestase, besonders bei primär biliärer Zirrhose

Zusätzliche Informationen:
Tabelle Leberdiagnostik S. 265

Lupus-Antikoagulanz i.B.

(Gegen Phospholipide gerichteter Gerinnungsinhibitor)

I verlängerte PTT (s. S. 119)
familiäre Thrombophilie, Thrombophilie-Screening
Ausschluss Faktorenmangel
(rezidivierende) Thrombosen, vor allem bei ungewöhnlichen Lokalisationen (Becken-, Extremitäten-, Nieren-, Mesenterial-, Pulmonalvenen, arterielle Embolien der Netzhaut, Axilla)
rezidivierende Aborte
Antiphospholipid-Syndrom
Lupus erythematodes
Myocardinfarkt ohne KHK, v.a. bei jungen Patienten
Thrombozytopenie unklarer Genese
M 5 ml Zitratblut
B Koagulometrie/chromogene Substrate
N negativ
↑ erworbene Thrombosen (z.B. durch Infektionen, Medikamente, Alter)
Antiphospholipid-Syndrom
Kollagenosen (z.B. SLE)
Präeklampsie
HELLP-Syndrom
lymphoproliferative Erkrankungen
Infektionen (z.B. durch Pneumocystis carinii)
Myokardinfarkt
dialysierte Patienten
→ Lupus-Antikoagulanz kann eine positive Lues-Serologie vortäuschen. Bei Auffälligkeiten Bestimmung der Cardiolipin-

Antikörper empfohlen. Bei gleichzeitigem Vorliegen einer Thrombocytopenie und/oder eines Faktor-II-Mangels ist eine erhöhte Blutungsneigung möglich.

Lymphozytendifferenzierung i.Pl.

(Subtypisierung der Lymphozyten bezüglich ihrer Funktion)

M 5 ml EDTA-Blut
B immunzytologische Methoden/Durchflusszytometrie
N

	abs. Zahlen	rel. (Prozent)
B-Lymphozyten:	75–285/l	5–12%
T-Lymphozyten:	960–2130/l	63–86%
T-Helfer-Zellen (CD4):	542–1570/l	31–53%
T-Suppressor-Zellen (CD8):	310–820/l	17–35%
Natürliche Killerzellen:	35–330/l	6–25%
CD4/CD8-Ratio:	1,0–2,3	

Zusätzliche Informationen:
Blutbild S. 26

Lymphozyten-Transformationstest i.Pl.

(Stimulationstest zur Diagnostik der Typ-IV-Allergie)

M 10–15 ml Heparinblut
B Zellstimulation, Durchflusszytometrie
N nicht nachweisbar
\+ Überempfindlichkeitsreaktionen vom Typ-IV (verzögerter Typ)
→ Nach der Zellstimulation mit einem Allergen erfolgt die durchflusszytometrische Bestimmung der Merkmale CD69 und CD25 auf den T-Lymphozyten und Natürlichen Killerzellen. Es können verschiedene Allergene getestet werden, z.B. Nahrungsmittel, Medikamente.
Genaue Angaben erforderlich, am besten Einsendung der entsprechenden Substanz. Rücksprache mit dem Labor empfohlen.

M2-Pyruvatkinase (M2PK) i.Pl.

(Tumorproliferationsmarker für Tumorwachstum und Metastasierung, Isoenzym der Pyruvatkinase)

M 1 ml EDTA-Plasma,
B Enzymimmunoassay

N <15 U/ml

Bw Unspezifischer Tumormarker, der Progredienz anzeigt (Tumorwachstum oder Metastasierung). Ist zur Therapieüberwachung geeignet.
Unter Berücksichtigung weiterer Tumormarker auch zur Diagnosefindung von Seminomen, Kolon-/Rektumkarzinomen, Lungenkarzinomen, Mamma-, Magen-, Nieren-, Oesophagus- und Pankreaskarzinomen geeignet.

Magnesium i.S.

(in allen Organen, insbesondere im Knochen vorkommendes Element mit Enzymaktivatoreigenschaften)

M 1 ml Serum

B Atomabsorptionsspektroskopie

N 0,6–1,07 mmol/l

↑ akutes oder chronisches Nierenversagen
Hypothyreose
Hypoaldosteronismus
evtl. bei Magnesiumzufuhr (Medikamente/Infusionen)

↓ Muskelkrämpfe
Arrhythmie
Schwindel durch verminderte Zufuhr:
- Malabsorption
- Alkoholismus

renale Verluste:
- Diuretika
- Aminoglykoside (nephrotoxisch)
- Zytostatika

gastrointestinale Verluste:
- rezidivierendes Erbrechen
- chronische Diarrhö

endokrinologische Störungen:
- Hyperparathyreoidismus
- Hyperthyreose
- Hyperaldosteronismus
- Diabetes mellitus

Zusätzliche Informationen:

Elektrolyte i.S. (Übersicht) S. 49
Kalzium i.S. S. 83

MCA (mucin-like cancer-associated antigen) i.S.

(Tumorantigen vom Glykoproteintyp, Isoantigen in der menschlichen Milch)

M 1 ml Serum
B Enzymimmunoassay/Radioimmunoassay
N bis 11 U/ml
↑ häufig bei Mammakarzinom
weniger häufig bei:
- Ovarialkarzinom
- Zervixkarzinom
- Endometriumkarzinom

gelegentlich bei benignen Lebererkrankungen
→ Höhere Aussagekraft durch Kombination mit anderen Tumormarkern.

Zusätzliche Informationen:
Tabelle Tumormarker S. 268

Metanephrine i.U.

Siehe unter:
Katecholamine i.U. S. 85

Methämoglobin (Met-Hb) i.B.

(entsteht durch Oxidation des Fe^{2+} im Hämoglobin zu Fe^{3+}, Sauerstoff kann nicht mehr reversibel gebunden werden)

M 3 ml EDTA-Blut
B Photometrie
N bis 1%
↑ Nikotinabusus (bis 3%)
familiäre Methämoglobinämie
Einnahme bestimmter Medikamente:
- Analgetika
- Nitrat/Nitrit
- Sulfonamide

Gifte (z.B. Anilinderivate)
→ Gefahr für Säuglinge und Kleinkinder bis 3. Lebensjahr durch Nitrat im Trinkwasser infolge bakterieller Umwandlung in Nitrit.

β_2-Mikroglobulin i.S.

(bei Zellzerfall freigesetztes passageres Plasmaprotein)

M	1 ml Serum		
B	Radioimmunoassay		
N	bis 40. Lebensjahr.:	bis	2,0 mg/l
	40.–60. Lebensjahr:	bis	2,6 mg/l
	über 60. Lebensjahr:	bis	3,1 mg/l
↑	glomeruläre Nephropathie		
	Autoimmunerkrankungen		
	multiples Myelom		
	AIDS		
	Transplantatabstoßung		
	Schwangerschaft (nur gering)		

β_2-Mikroglobulin i.U.

(bei Zellzerfall freigesetztes passageres Plasmaprotein)

M	10 ml Urin
B	Radioimmunoassay
N	bis 370 ng/ml
↑	tubuläre Nephropathie
→	Urin-pH mitbestimmen: β_2-Mikroglobulin zerfällt bei pH < 5,5.

Mikrosomale Antikörper (TPO-AK) i.S.

(Antikörper gegen das thyreoidale Enzym Peroxidase)

M	1 ml Serum
B	Enzymimmunoassay
N	bis 16 IU/ml
↑	Hashimoto-Thyreoiditis
	M. Basedow
	Myxödem

Myoglobin i.S.

(in der quergestreiften Muskulatur gebildetes Hämoprotein)

M	1 ml Serum
B	Latexagglutination/Turbidimetrie/Nephelometrie/Radioimmunoassay

2

N bis 90 ng/ml
↑ Myokardinfarkt: bereits 2 h nach dem Ereignis
Skelettmuskelerkrankungen (auch hereditär)
maligne Hyperthermie
Crush-Syndrom
Nierenversagen

Myoglobin i.U.

(in der quergestreiften Muskulatur gebildetes Hämoprotein)

M 10 ml Sammelurin
B Latex-Agglutination/Turbidimetrie/Nephelometrie/Radioimmunoassay
N bis 50 µg/l
↑ wie bei Myoglobin i.S. S. 101

Zusätzliche Informationen:
Blut i.U. (Hämoglobinurie) S. 24

Natrium im Schweiß

Siehe unter:
Chlorid im Schweiß S. 37

Natrium i.S.

(wichtigstes Kation des extrazellulären Raumes mit vor allem osmotischen Eigenschaften)

M 1 ml Serum
B ionenselektive Eektrode/Flammenphotometrie

N	Erwachsene:		135–145 mmol/l
	Kinder:	Neugeborene:	130–145 mmol/l
		Säuglinge, Kleinkinder:	wie Erwachsene

↑ unzureichende Flüssigkeitszufuhr:
- alte Menschen
- Säuglinge

starke Flüssigkeitsverluste:
- Diarrhö
- Fieber
- Polyurie

Gabe hypertoner Salzlösungen (Bikarbonat bei Reanimation)
zerebrale Störung:
- Tumoren
- Contusio

Conn-Syndrom
Diabetes insipidus
Peritoneal-/Hämodialyse
Einnahme bestimmter Medikamente:
- Lithium
- Tetrazykline
- Östrogene
- Kortikoide

↓ gastrointestinaler Flüssigkeitsverlust:
- Erbrechen
- Diarrhö

Nephropathien mit Flüssigkeitsverlust
kardiale Insuffizienz
überreiche Wasserzufuhr
Diuretikaeinnahme bzw. -abusus (Kalium i.S. S. 81)
Hyperglykämie
M. Addison
Myxödem
osmotische Diurese
verstärkte ADH-Sekretion:
- Hirntumor
- ektop durch Karzinom

Zusätzliche Informationen:
ADH i.Pl. S. 9
Chlorid i.S. S. 36
Elektrolyte i.S. (Übersicht) S. 49

Natrium i.U.

(wichtigstes Kation des extrazellulären Raumes mit vor allem osmotischen Eigenschaften)

M 10 ml Sammelurin
B ionenselektive Elektrode/Flammenphotometrie
N 50–200 mmol/d
↑ verstärkte Kochsalzzufuhr
NNR-Unterfunktion

distale renal-tubuläre Azidose
Alkalosen
↓ verminderte Kochsalzzufuhr
NNR-Überfunktion
dekompensierte Leberzirrhose
nephrotisches Syndrom
dekompensierte Herzinsuffizienz
Hyperhidrosis
vor der Menstruation

Zusätzliche Informationen:
ADH i.Pl. S. 9
Elektrolyte i.S. (Übersicht) S. 49
Tabelle Nierendiagnostik S. 266

Neopterin i.S./i.U.

(Pteridin aus humanen Makrophagen)

M 2 ml Serum
5 ml Urin
B Radioimmunoassay
N Serum: bis 2,5 ng/ml
Urin: bis 300 µmol/mol Kreatinin
↑ bakterielle und virale Infektionskrankheiten (z.B. AIDS)
Neugeborenensepsis
Abstoßungsreaktion nach Organtransplantation
Kollagenosen
Tumoren:
- hämatologische Neoplasien
- Keimzelltumoren
- neurogene Tumoren

NMP22 i.U.

(Tumormarker des Harnblasenkarzinoms)

M 1 ml Morgenurin (Stabilisatorröhrchen im Labor anfordern)
N bis 10 U/ml
↑ Urothelkarzinom
→ Zur Abklärung von Hämaturie, Dysurie und Schmerzen im Becken.

Ursachen für das Urothelkarzinom können sein: Rauchen, chronische Blasenirritation, Tätigkeit in der Farb-, Gummi- und Lederindustrie

NSE (neuronspezifische Enolase) i.L./i.S.

(auch: Gammaenolase, Enzym der Glykolyse)

M 1 ml Liquor
1 ml Serum
B Radioimmunoassay
N Liquor: bis 17,5 ng/ml (vorläufiger Referenzbereich)
Serum: bis 15 ng/ml
↑ neuroendokrine Tumoren:
- Inselzellkarzinom
- Glukagonom
- Phäochromozytom
- Neuroblastom

kleinzelliges Bronchialkarzinom
Seminom

Zusätzliche Informationen:
Tabelle Tumormarker S. 268

Östradiol (E2) i.S.

(im reifenden Follikel gebildetes ovarielles Östrogen)

M 1 ml Serum
B Radioimmunoassay

N	Frauen:	Follikelphase:	10–165 pg/ml
		Ovulationspeak:	150–500 pg/ml
		Lutealphase:	30–200 pg/ml
		Postmenopause:	10–50 pg/ml
	Männer:		10–50 pg/ml

↑ östrogenproduzierende Tumoren
Leberzirrhose
Gynäkomastie
↓ Ovarialinsuffizienz
anovulatorischer Zyklus
→ Analyt für die Verlaufskontrolle der Sterilitätsbehandlung.

2

Zusätzliche Informationen:
FSH/LH i.S. S. 55

Östriol, freies (E3) i.S.

(nur in der Schwangerschaft nachweisbares Hormon, wird in der Plazenta aus maternalen und fetalen Vorläufern gebildet)

I Überwachung der fetoplazentaren Einheit bei Risikoschwangerschaft
M 1 ml Serum
B Radioimmunoassay
N im Schwangerschaftsverlauf ansteigende Werte, siehe Befundausdruck
↑ mütterliche Nierenfunktionseinschränkung
Zwillingsschwangerschaft
↓ EPH-Gestose
Diabetes mellitus
Hypertonie
Nikotinabusus
Drogenabhängigkeit
Mangelernährung
kindliche Fehlbildungen
plazentare bzw. fetale Infektion
→ Bestimmung evtl. täglich wiederholen;
bei deutlichem Absinken der Werte ist das Kind gefährdet;
wichtige Ergänzung: HPL i.S. S. 74.

Zusätzliche Informationen:
Fruchtwasseruntersuchung S. 252

Osmolalität i.S.

(Konzentration aller osmotisch aktiven, gelösten Teilchen in 1 kg Körperflüssigkeit)

M 1 ml Serum
B Gefrierpunkterniedrigung
N 280–310 mosmol/kg
↑ Diarrhö (Na^+ ↑)
Fieber (Na^+ ↑)

verminderte ADH-Sekretion (Na^+ ↑)
Niereninsuffizienz (Na^+ ↓)
hyperglykämisches Koma (Na^+ ↓)
Alkoholvergiftung (Na^+ ↓)

↓ Herzinsuffizienz
Leberzirrhose
hypoproteinämische Ödeme
akute bzw. chronische Niereninsuffizienz ohne adäquate Flüssigkeitszufuhr (Na^+ jeweils ↓)

→ Zur Interpretation Natrium i.S. S. 102 immer mitbestimmen.

Osmolalität i.U.

(Konzentration aller osmotisch aktiven, gelösten Teilchen in 1 kg Körperflüssigkeit)

M 5 ml Urin
B Gefrierpunkterniedrigung
N 50–1600 mosmol/kg
↑ Diarrhö
Fieber
verminderte Flüssigkeitszufuhr
Zufuhr hypertoner Infusionslösungen
↓ zentraler bzw. renaler Diabetes insipidus
osmotische Diurese

Zusätzliche Informationen:
Spezifisches Gewicht i.U. S. 127

Osteocalcin i.S.

(von Osteoblasten und Odontoblasten synthetisiertes Protein)

M 1 ml Serum
B Radioimmunoassay
N 6–35 ng/ml
Frauen in der Menopause: 6–57 ng/ml
↑ Hyperthyreose
M. Paget
Knochenmetastasen
Osteoporose
Niereninsuffizienz

Hyperparathyreoidismus
Einnahme bestimmter Medikamente:
- Vitamin D
- Fluoride

↓ Hypoparathyreoidismus
Schangerschaft
Einnahme von Kortikoiden

Zusätzliche Informationen:
Alkalische Phosphatase i.S. S. 12
Hydroxyprolin i.U. S. 76
Kalzium i.S. S. 83 und i.U. S. 84

Pankreaselastase i.St.

(Nachweis einer exokrinen Pankreasinsuffizienz)

M	1 g Stuhl
B	Enzymimmunoassay
N	> 200 µg/g
Bw	100–200 µg/g mittlere bis leichte Insuffizienz
	< 100 µg/g schwere Insuffizienz
↓	Exkretorische Pankreasinsuffizienz.
→	Beurteilung des Verlaufs einer Mucoviszidose. Pankreaselastase ist pankreasspezifisch und darmstabil, eine Substitutionstherapie beeinflusst die Bestimmung nicht.

Paraprotein-Nachweis (Übersicht)

Siehe unter:
Bence-Jones-Protein i.U. S. 23
Eiweißelektrophorese i.S. S. 48
Immunglobuline i.S. S. 77

Parathormon intakt (PTH) i.Pl.

(aus den Nebenschilddrüsen sezerniertes Peptid mit regulatorischer Funktion für den Kalziumhaushalt)

M	3 ml EDTA-Blut, kühl lagern und transportieren → Blutentnahme vom nüchternen Patienten.
B	Radioimmunoassay

N je nach Methode
↑↑ sekundärer Hyperparathyreoidismus infolge von Niereninsuffizienz
↑ primärer Hyperparathyreoidismus
sekundärer Hyperparathyreoidismus infolge von Malabsorption
Pseudohypoparathyreoidismus
↓ Hypoparathyreoidismus
Tumorhyperkalzämien
→ Zur Interpretation immer folgende Analyte mitbestimmen:
Kalzium i.S. S. 83
Kreatinin i.S. S. 89
Phosphat i.S. S. 110
Vitamin D i.S. S. 139

Parietalzell-Antikörper i.S.

(Autoantikörper gegen Belegzellen des Magens)

M 1 ml Serum
B Immunfluoreszenz
N negativ
\+ perniziöse Anämie
chronisch-atrophische Gastritis (Typ A Gastritis)
→ Die Antikörper können sich gegen Mikrosomen oder Zelloberflächenantigene richten. Selten mit Polyendokrinopathien (meist der Schilddrüse) vergesellschaftet.

Partielle Thromboplastinzeit (PTT) i.Pl.

Siehe unter:
PTT i.Pl. S. 119

pCO_2 i.B.

Siehe unter:
Säure-Basen-Haushalt i.B. S. 122

pH i.B.

(negativer dekadischer Logarithmus der Wasserstoffionenkonzentration)

M	Kapillarblut (Abnahme im Labor)		
B	Blutgasanalyse mit Glaselektrode		
N	Erwachsene:		7,37–7,45
		Grenzbereich:	7,34–7,48
	Neugeborene:		7,20–7,41 (am 1. Lebenstag)
↑	Alkalose: respiratorisch, metabolisch		
↓	Azidose: metabolisch, respiratorisch		

Zusätzliche Informationen:
Säure-Basen-Haushalt i.B. S. 122

Phenylalanin i.S.

(essenzielle Aminosäure, die durch eine Hydroxylase in Tyrosin, eine Vorläufersubstanz verschiedener Hormone, umgewandelt wird)

M	1 ml Serum	
B	Fluorimetrie	
N	Erwachsene:	bis 4 mg/dl
	Kinder bis 1 Jahr:	bis 2 mg/dl
↑	Phenylketonurie des Kindes (ab dem 5. Lebenstag)	

Zusätzliche Informationen:
Guthrie-Test S. 64

Phosphat (anorganisch) i.S.

(chemisch vor allem im Knochen gebundener Phosphor)

M	1 ml Serum → Serum muss innerhalb von 2 h vom Blutkuchen getrennt werden.		
B	Photometrie		
N	Erwachsene:		2,5–4,8 mg/dl
	Kinder:	Neugeborene:	4,8–9,5 mg/dl
		Säuglinge:	4,9–7,9 mg/dl
		ab 1. Jahr:	3,4–6,2 mg/dl

↑ Hypo-/Pseudohypoparathyreoidismus
Niereninsuffizienz
Akromegalie
zytostatische Therapie
Vitamin-D-Zufuhr
gelegentlich bei Knochentumoren und -metastasen

↓ primärer Hyperparathyreoidismus
Malabsorption
Alkoholismus
Osteomalazie/Rachitis
Sepsis
Defekte der Nierentubuli
Einnahme bestimmter Medikamente:
- phosphatbindende Antazida
- Diuretika

Zusätzliche Informationen:
Elektrolyte i.S. (Übersicht) S. 49
Kalzium i.S. S. 83
Kalzium i.U. S. 84
Phosphat i.U. s. unten

Phosphat (anorganisch) i.U.

(fast vollständig aus dem Blut glomerulär filtrierter Anteil des ossären Phosphats)

M 10 ml Sammelurin
B Photometrie
N 0,7–1,5 g/d

↑ primärer bzw. sekundärer Hyperparathyreoidismus
renale tubuläre Azidose
Hypokalzämie infolge von Malabsorption oder Vitamin-D-Mangel
familiäre Hypophosphatämie
gelegentlich bei M. Cushing

↓ Hypoparathyreoidismus
Niereninsuffizienz
Hypothyreose
Akromegalie

→ Wegen der Abhängigkeit der Werte von der glomerulären Filtrationsrate ist die Phosphatclearance aussagekräftiger.

Phosphatasen (Übersicht)

Siehe unter:
Alkalische Neutrophilenphosphatase S. 12
Alkalische Phosphatase i.S. S. 12
Saure Phosphatase i.S. S. 123

Phosphohexoseisomerase (PHI) i.S.

(Enzym der Glykolyse)

I	Therapie- bzw. Verlaufskontrolle von Tumoren mit erhöhtem PHI → Es besteht eine Korrelation zwischen Tumorzellmasse und ihrer Stoffwechselaktivität.
B	kinetischer Test
N	15–75 U/l
↑↑	akute Hepatitis Myokardinfarkt progressive Muskeldystrophie Perniziosa
↑	Tumoren (ohne Organspezifität) Niereninfarkt Gallenblasenerkrankungen Pankreatitis Pneumonien

Plasminogen i.Pl.

(Vorstufe von Plasmin)

M	5 ml Zitratblut
B	Koagulometrie/Messung mit chromogenem Substrat/radiale Immundiffusion/Nephelometrie
N	6–25 mg/dl (70–150%)
↓	Verbrauchskoagulopathie Hyperfibrinolyse Leberparenchymschäden Sepsis
→	Analyt zur Überwachung der Fibrinolysetherapie.

Zusätzliche Informationen:
Gerinnungsuntersuchungen S. 58

pO_2 i.B.

Siehe unter:
Säure-Basen-Haushalt i.B. S. 122

Porphobilinogen i.U.

(Vorstufe in der Biosynthese der Porphyrine)

M 10 ml Sammelurin
→ In dunkler Flasche sammeln und dabei kühl stellen.
B Ionenaustauschchromatographie/Spektralphotometrie
N bis 1,6 mg/d
↑ akute intermittierende Porphyrie
Porphyria variegata
hereditäre Koproporphyrie
evtl. bei Bleivergiftung

Zusätzliche Informationen:
δ-Aminolävulinsäure i.U. S. 14
Porphyrine i.U. s. unten (insbesondere: Porphyriediagnostik)

Porphyrine i.U.

(Zwischenstufen der Hämbiosynthese)

→ Die Porphyriediagnostik und das klinische Bild der Prophyrien ist vielgestaltig. Es sind deshalb die Angaben der Spezialliteratur zu beachten.
M 20 ml Sammelurin
→ In dunkler Flasche sammeln und dabei kühl stellen.
B Verfahren nach Doss/HPLC

N	Gesamtporphyrine:	bis 100 µg/d
	Koproporphyrin	15–75 µg/d
	Uroporphyrin:	5–20 µg/d
	Pentacarboxyporphyrin:	bis 5 µg/d
	Hexacarboxyporphyrin:	bis 5 µg/d
	Heptacarboxyporphyrin:	bis 5 µg/d

Gesamtporphyrine:
↑ klinisch manifeste akute bzw. chronische hepatische Porphyrien

kongenitale erythropoetische Porphyrie
akute Bleivergiftung

Koproporphyrin:
↑↑ hereditärer Koproporphyrie
akuter intermittierender Porphyrie
Porphyria variegata
kongenitaler erythropoetischer Porphyrie
Bleivergiftung
↑ Porphyria cutanea tarda
symptomatisch bei:
sekundärer Koproporphyrinurie infolge von:
- Fremdchemikalienwirkung:
  Alkohol, Arzneimittel, Schwermetalle, Lösungsmittel
- Hepatopathien
- Anämien
- Infektionskrankheiten

→ Evtl. Ergänzung durch Isomerenanalyse.

Uroporphyrin:
↑↑ Porphyria cutanea tarda
akute intermittierende Porphyrie
Porphyria variegata
kongenitale erythropoetische Porphyrie
↑ hereditäre Koproporphyrie
Bleivergiftung

Di-, Tri-, Penta-, Hexa-, Heptacarboxyporphyrin:
weitere Diagnostik durch Typisierung charakteristischer Konstellationen dieser Urinporphyrine nach Anzahl der Carboxylgruppen

Porphyriediagnostik (nach Doss):

Porphobilinogen	Porphyrine	Verdachtsdiagnose
+	–/+	akute intermittierende Porphyrie
–/+	+	hereditäre Koproporphyrie Porphyria variegata (schwere Bleiintoxikation)
–	+	Porphyria cutanea tarda Bleivergiftung Alkoholabusus chronische Leberkrankheiten chronische Blutkrankheiten kongenitale erythropoetische Porphyrie
–	–	erythropoetische Protoporphyrie

Zusätzliche Informationen:
Deltaaminolävulinsäure i.U. S. 14
Porphobilinogen i.U. S. 113

Price-Jones-Kurve

(Verteilung der Erythrozytendurchmesser)

→ Derzeit üblich ist die elektronische Messung des Erythrozytenvolumens.

Siehe unter:
Blutbild: MCV S. 26

Progesteron i.S.

(vor allem in Gelbkörper und Plazenta, aber auch in der Nebenniere gebildetes Steroidhormon)

M	1 ml Serum		
B	Radioimmunoassay		
N	Frauen:	Follikelphase:	0,14–3,6 ng/ml
		Lutealphase:	2,5–28,3 ng/ml
		7. Tag nach Ovulation:	über 15 ng/ml
		10. Tag nach Ovulation:	über 10 ng/ml
		Menopause:	bis 1 ng/ml
	Männer:		bis 0,7 ng/ml
↑	21-Betahydroxylase-Mangel 17-Betahydroxylase-Mangel 11-Betahydroxylase-Mangel Ovarialtumoren		
↓	Corpus luteum-Insuffizienz Plazentainsuffizienz (ab 2. Trimenon)		

Zusätzliche Informationen:
β-HCG i.S. S. 71

Prolaktin i.S.

(stimulierendes Hormon des Hypophysenvorderlappens)

M 1 ml Serum
B Radioimmunoassay/Enzymimmunoassay
N Frauen: 1,3–25,0 ng/ml
Männer: 2,8–20 ng/ml
↑ Prolaktinom
Hypoglykämie
Hypothyreose
Einnahme bestimmter Medikamente:
- Antiemetika
- Neuroleptika
- Antihypertonika

Schangerschaft
Laktationsphase
Stress
↓ Menopause

Protein C i.Pl.

(Vitamin-K-abhängige Proteinase mit inhibitorischer Wirkung auf die plasmatische Gerinnung)

M 5 ml Zitratblut

Protein C-Konzentration:
B Enzymimmunoassay
N 3–6 mg/l

Protein C-Aktivität:
B Gerinnungstest
N 70–140% der Norm

↓ angeborener Mangel
Vitamin-K-Mangel
Leberparenchymschaden
Kumarintherapie
Verbrauchskoagulopathie

Protein S i.Pl.

(Kofaktor des aktivierten Protein C)

M 5 ml Zitratblut

aktiviertes Protein S:
B Gerinnungstest
N Männer: 65–140% der Norm
Frauen: 50–120% der Norm

freies Protein S:
B Enzymimmunoassay
N 30–60% der Norm

Gesamt-Protein S:
B immunologisch
N 70–140% der Norm

↓ angeborener Mangel
Leberparenchymschaden
Vitamin-K-Mangel
Kumarintherapie
Schwangerschaft
orale Antikonzeption
Verbrauchskoagulopathie

Protein S-100 i.S.

(Tumormarker des malignen Melanoms)

M 1 ml Serum (tiefgefroren)
B Enzymimmunoassay
N bis 0,2 µg/l
↑ malignes Melanom
→ Auch zur Therapieüberwachung geeignet; ebenfalls im Liquor bei traumatischen und nicht-traumatischen Läsionen nachweisbar.

Prothrombin i.Pl.

(Faktor II des plasmatischen Gerinnungssystems)

Siehe unter:
Gerinnungsuntersuchungen: Faktor II S. 58

PSA (prostataspezifisches Antigen) i.S.

(einkettiges Glykoprotein zur Lyse des Samenkoagulums)

M 1 ml Serum

Gesamt-PSA (tPSA):

B Chemolumineszenz/Enzymimmunoassay

N bis 3 ng/ml
→ Mit zunehmendem Alter ansteigend.

↑ Prostatakarzinom
Prostataadenom
Prostatitis
benigne Prostatahypertrophie (bis 10 ng/ml)
→ Wert in Abhängigkeit von Adenomgröße; erhöhte Werte nach Prostata-Massage möglich.

freies PSA (fPSA):
(= Anteil des nicht durch α1-Antichymotrypsin bzw. α2-Makroglobulin gebundenen PSA)

I Differenzierung zwischen gutartiger und bösartiger Prostata-Vergrößerung bei erhöhtem Gesamt-PSA

B Chemolumineszens-Enzymimmunoassay

N Quotient fPSA/tPSA:
unter 0,16 hohe Wahrscheinlichkeit für ein Prostatakarzinom
0,16–0,20 Graubereich
über 0,20 hohe Wahrscheinlichkeit für eine benigne Prostata-Hypertrophie

→ Das fPSA kann nur in Kombination mit dem Gesamt-PSA (tPSA) interpretiert werden. Die Bestimmung des fPSA ist nur bei einem Gesamt-PSA von 4–15 ng/ml indiziert.

hypersensitives PSA:

B Chemolumineszens-Enzymimmunoassay

Bw Nach erfolgreicher Prostatektomie wegen eines Karzinoms darf bei diesem spezifischen Test keine Erhöhung des postoperativen Ausgangswertes festgestellt werden.

Zusätzliche Informationen:
Saure Phosphatase i.S./i.Pl. S. 123

PTT (partielle Thromboplastinzeit) i.Pl.

(Funktionstest zur Überprüfung des endogenen Gerinnungssystems)

M	5 ml Zitratblut		
B	Koagulometrie/chromogene Substrate		
N	Erwachsene:		25–45 s
	Kinder:	Neugeborene:	45–70 s
		ab 2.–9. Lebensmonat:	Verkürzung auf Erwachsenenwerte

↑ Verminderung der Faktoren I, II, V, VIII (Hämophilie A), IX (Hämophilie B), X, XI, XII, des Präkallikreins und des HMWK (high molecular weight kininogen)
Verbrauchskoagulopathie
Therapie mit unfraktioniertem Heparin
evtl. bei Einnahme von Penicillin

↓ beginnende disseminierte intravasale Gerinnung (DIC)

→ Übergang in eine Verbrauchskoagulopathie ist möglich. Abklärung der Einzelfaktoren kann notwendig sein.

Zusätzliche Informationen:
Gerinnungsuntersuchungen S. 58

Quick-Wert (Thromboplastinzeit) i.Pl.

(Funktionstest zur Überprüfung des exogenen Gerinnungssystems)

M	5 ml Zitratblut			
B	Koagulometrie nach Quick/chromogene Substrate			
N	Erwachsene:			70–120%
	Kinder:	Neugeborene:	bis 24 h postpartal:	5–55%
			bis 10 d postpartal:	15–85%
		Säuglinge, Kleinkinder:		85–100%

↓ Hepatopathien
Vitamin-K-Mangel
Verbrauchskoagulopathie
deutlicher Fibrinogenmangel
Dysfibrinogenämie
Mangel an Faktoren II, V, VII und/oder X
Einnahme von Antikoagulanzien:
angestrebter therapeutischer Bereich abhängig von Indikation 15–30%

→ Die Antikoagulanzienwirkung wird durch verschiedene Medikamente und Nahrungsmittel verstärkt oder herabgesetzt.

Zusätzliche Informationen:
Gerinnungsuntersuchungen S. 58

Reninaktivität i.Pl.

(zur Erfassung von Störungen im Renin-Angiotensin-Aldosteron-System)

M 1 ml EDTA-Plasma (gefroren)
→ Folgende Medikamente sind ab 8 Tagen vor der Blutentnahme abzusetzen:
Diuretika, Antihypertensiva, Kontrazeptiva, Kortikosteroide.

Renin aktiv

B Immunoassay

N Erwachsene liegend: 5–47 μU/ml
Erwachsene stehend: 7–76 μU/ml

Renin direkt

B Radioimmunoassay

N Erwachsene liegend: 1,5–18 ng/l
Erwachsene stehend: 2,1–26 ng/l
→ Im höheren Lebensalter (etwa ab 60 Jahren) sind tendenziell niedrigere Werte zu erwarten.

↑ renovaskuläre Hypertonie
maligne Hypertonie
chronische Niereninsuffizienz
Einnahme bestimmter Medikamente:
- Diuretika
- Laxanzien
- Ovulationshemmer
- reninsezernierende Tumoren
- Bartter-Syndrom
- Pseudo-Bartter-Syndrom
- salzarme Ernährung

Retikulozytenzahl i.B.

(Vorstufe der reifen Erythrozyten)

M 5 ml EDTA-Blut

B Mikroskopie/Flowzytometrie

N relativ: 7–15‰ der Erythrozyten
absolut: 35.000–75.000/l

↑ gesteigerte Erythropoese:
- akuter und latenter Blutverlust
- hämolytische Anämie
- akute Hypoxie
- nach Behandlung mit Eisen, Vitamin B_{12} bzw. Folsäure (= Retikulozytenkrise)

↓ ineffektive Erythropoese:
- Anämien
- Thalassämien
- Gabe von Zytostatika
- Strahlenbehandlung

Zusätzliche Informationen:
Blutbild S. 26

Rhesusfaktoren i.B. (Übersicht)

(vererbbare Blutgruppeneigenschaften auf der Erythrozytenoberfläche)

Siehe unter:
Antikörpernachweise gegen Blutgruppeneigenschaften S. 18
Blutgruppenbestimmung S. 31

Rheumafaktoren (RF) i.S.

(Autoantikörper gegen den Fc-Teil des IgG-Moleküls)

M 1 ml Serum

B Waaler-Rose-Test/Latexagglutination/Nephelometrie

N qualitativ: ∅
quantitativ:

quantitativ:	Waaler-Rose-Test:	bis 1:80
	Latexagglutination:	bis 1:80
	nephelometrisch:	je nach Verfahren

+/↑ chronische Polyarthritis
Felty-Syndrom
gelegentlich bei:
- Spondylarthritiden
- rheumatischem Fieber
- Polymyalgia rheumatica

selten bei Gesunden

→ Ein negatives Ergebnis schließt eine Erkrankung aus dem rheumatischen Formenkreis nicht aus.

Zusätzliche Informationen:
Autoantikörper i.S. S. 22
Tabelle Rheumadiagnostik S. 267

Säure-Basen-Haushalt (SHB) i.B.

(Einstellung einer optimalen Wasserstoffionenkonzentration im Blut)

M arterielles Blut: 5 ml (Entnahme im Labor)
→ Glasspritze verwenden und Blut ohne Luftblasen entnehmen
arterialisiertes Kapillarblut: Glaskapillare (Entnahme im Labor).
→ Kapillare vollständig füllen und auf beiden Seiten verschließen.

B Blutgasanalyse mit spezifischen Elektroden und Nomogrammberechnungen

N

pH-Wert:		7,37–7,45
pCO_2:	Frauen:	32–43 mm Hg
	Männer:	35–46 mm Hg
pO_2:		71–104 mm Hg
akt. HCO_3:		21–26 mmol/l
Basenabweichung (BA):		-2 bis +3 mmol/l
Standardbikarbonat:		21–26 mmol/l
Gesamt-CO_2:		23–28 mmol/l

↑↑

	PH	pCO_2 mmHg	HCO_3 mmol/l	Bemerkungen
I. Normalbereiche:				
arteriell	7,37–7,43	36–44	22–26	
venös	7,32–7,38	42–29	23–37	
		primär	sekundär	Kompensationsmechanismus
II. Azidose, respiratorisch	↓	↑	↑	Pufferung
Alkalose, respiratorisch	↑	↓	↓	(Gewebe, Niere)
III. Azidose, metabolisch	↓	↓	↓	Hyperventilation
Alkalose, metabolisch	↑	↑	↑	Hypoventilation

Saure Phosphatase i.S.

(Gemisch von 5 Isoenzymen, vorkommend in Thrombozyten ,Erythrozyten, Knochen, retikuloendothelialem System und Prostata)

M 1 ml Serum
B Photometrie (substratabhängig)
N Gesamt-SP: je nach Methode
↑↑ fortgeschrittenes Prostatakarzinom (insbesondere bei Metastasierung)
↑ Prostatakarzinom
Prostatitis
Skeletterkrankungen:
- M. Paget
- Osteogenesis imperfecta
- Hyperparathyreoidismus

Karzinommetastasen mit Knochenbeteiligung
Thromboembolien
Thrombozytose
Thrombozytenzerfall
M. Gaucher
→ Erhöhte Werte sind auch nach rektal-digitaler Untersuchung möglich.

Isoenzym

Saure Prostataphosphatase:
N enzymatisch: je nach Methode
Radioimmunoassay: bis 3,5 ng/ml
↑ Prostatakarzinom (auch wenn Gesamt-SP noch nicht erhöht)
→ Erhöhte Werte sind auch nach transurethraler Resektion, Katheterisierung und rektal-digitaler Untersuchung möglich: deshalb Blutentnahme 2 Tage später durchführen.

Zusätzliche Informationen:
Phosphatasen (Übersicht) S. 112
PSA i.S. S. 118

Saures α_1-Glykoprotein i.S.

(Akute-Phase-Protein des Plasmas)

M 1 ml Serum
B Nephelometrie

N 55–140 mg/l
↑ akute Entzündungen
chronisch-entzündliche Erkrankungen
Malignome
Myokardinfarkt
Glomerulonephritis
↓ Proteinverluste
Proteinsynthesestörungen

Zusätzliche Informationen:
α1-Antitrypsin i.S. S. 20
C-reaktives Protein i.S. S. 41
Haptoglobin i.S. S. 67
β-HCG i.U. S. 71
Zöruloplasmin i.S. S. 142

Selen i. S./ i.U.

(Spurenelement mit antioxidativer Wirkung)

B Atomabsorptionsspektrometrie, Fluorimetrie
M 1 ml Serum
5 ml Urin
N Serum: 50–110 μg/l
Urin: 2–31 μg/l
↑ Intoxikationen (berufsbedingt, alimentär, regional)
→ siehe auch S. 183
↓ Muskelschwäche und -dystrophie
Kardiomyopathie
chronische Niereninsuffizienz
Leberzirrhose
Karzinomen
rheumatoide Arthritis

Serotonin i.B.

(biogenes Amin aus enterochromaffinen Zellen der Darmschleimhaut und Thrombozyten)

M 3 ml EDTA-Blut
B HPLC/Photometrie

N 20–240 ng/ml
↑ Karzinoide
gelegentlich bei Malignomen
↓ Nierenerkrankungen
Phenylketonurie

Zusätzliche Informationen:
5-HIES i.U. S. 72

SHBG (sexualhormonbindendes Globulin) i.S.

(in der Leber gebildetes Plasmaprotein, an das Dihydrotestosteron, Testosteron und Östradiol binden)

M 1 ml Serum
B Enzymimmunoassay/Radioimmunoassay
N Frauen: 18–114 nmol/l
Männer: 13–71 nmol/l
↑ Hypogonadismus
Gynäkomastie
Leberzirrhose
Hyperthyreose
Schangerschaft
Einnahme bestimmter Medikamente:
- einige Kontrazeptiva
- Antiepileptika
- Barbiturate

↓ Hirsutismus
Akne
M. Cushing
polyzystische Ovarien
Hypothyreose
Einnahme bestimmter Medikamente:
- Androgene
- Gestagene
- Glukokortikoide

Sichelzellennachweis i.B.

(Hämoglobinopathie mit Veränderung an der Betakette)

M	3 ml EDTA-Blut
B	Mikroskopie
N	∅
+	bei HbS-Trägern

Zusätzliche Informationen:
Hämoglobine i.B. S. 65

Skelettmuskel-Antikörper i. S.

(Autoantikörper gegen quergestreifte Muskulatur)

M	1 ml Serum
B	Immunfluoreszenz
N	∅
+	Myasthenia gravis, häufig mit Thymom Postinfarktsyndrom Muskeldystrophien

Zusätzliche Informationen:
Acetylcholin-Rezeptor-Antikörper i.S. S. 8

Somatomedin C i.S.

(in der Leber gebildetes Peptid mit Wirkung auf Knorpel-, Muskel- und Fettgewebe)

M 1 ml Serum
B Bioassay/Radiorezeptorassay/Radioimmunoassay

N	Erwachsene:		16–25 Jahre:	182–780 ng/ml
			26–39 Jahre:	123–463 ng/ml
			40–54 Jahre:	75–300 ng/ml
			über 55 Jahre:	50–225 ng/ml
	Kinder, Jugendliche:		bis 5 Jahre:	17–248 ng/ml
			6–8 Jahre:	88–474 ng/ml
		Jungen:	9–11 Jahre:	110–565 ng/ml
			12–15 Jahre:	202–957 ng/ml
		Mädchen:	9–11 Jahre:	117–771 ng/ml
			12–15 Jahre:	261–1096 ng/ml

↑ Akromegalie
↓ hypophysärer Zwergwuchs

Zusätzliche Informationen:
Wachstumshormon i.S. S. 140

Somatotropes Hormon (STH) i.S.

Siehe unter:
Wachstumshormon i.S. S. 140

Spermienantikörper i.S. (bei Mann und Frau)

(Autoantikörper gegen Spermien)

M 1 ml Serum
B MAR (mixed antiglobulin reaction)-Test/Immunobead-Test
N Ø
\+ nach Kontakt des Immunsystems mit Spermatozoenantigenen:
Männer: Operation, Trauma, Eigenurininjektion
Frauen: Mikrotrauma durch Geschlechtsverkehr

Zusätzliche Informationen:
Ejakulatuntersuchung zur Fertilitätsdiagnostik S. 251

Spezifisches Gewicht i.U.

(Verhältnis von Urin zu Wasser, abhängig von Anzahl und Masse der Teilchen im Urin)

M 5 ml Urin
B Teststreifen zur Harnanalyse
N spezifisches Gewicht: 1,016–1,022 (1,002–1,030)
Refraktionsindex: 76–140
↑ Glukosurie
Proteinurie
↓ Diabetes insipidus
Polydipsie
maligne Hypertonie

Zusätzliche Informationen:
Osmolalität i.U. S. 107
Tabelle Nierendiagnostik S. 266

Squamous cell carcinoma antigen (SCC) i.S.

(Tumormarker für Plattenepithelkarzinome)

M 1 ml Serum
B Radioimmunoassay, Enzymimmunoassay
N bis 1,5 ng/ml
↑ Plattenepithelkarzinome von Zervix, Lunge, HNO-Bereich, Ösophagus und Analregion
→ Erhöht auch bei Leberzirrhose, Hepatitis, Pankreatitis, Bronchitis, Dermatosen, gynäkologischen Tumoren, Kolon- und Pankreaskarzinomen.

Standardbikarbonat i.B.

Siehe unter:
Säure-Basen-Haushalt i.B. S 124

T3 (Trijodthyronin) i.S. (Gesamt-T3 bzw. freies T3=FT3)

(Schilddrüsenhormon)

M 1 ml Serum
B Immunoassay
N *Gesamt-T_3:*

Erwachsene:		60–181 ng/dl
Kinder, Jugendliche:	Neugeborene 1. Tag:	16–76 ng/dl
	Neugeborene 2./3. Tag:	90–385 ng/dl
	bis 1. Monat:	80–220 ng/dl
	bis 1. Jahr:	80–226 ng/dl
	1–5 Jahre:	80–232 ng/dl
	6–10 Jahre:	70–206 ng/dl
	1–20 Jahre:	65–191 ng/dl

Freies-T_3:
2,0–4,2 pg/ml

↑ Hyperthyreose (auch ohne T_4-Erhöhung)
vermehrter Hormon-Eiweiß-Bindung (Gesamt-T_3)
Einnahme T_3-haltiger Hormonpräparate

↓ Hypothyreose
Schwerkranke
T_4/T_3-Konversionsstörung

→ Bei oraler Antikonzeption bzw. Hormonsubstitution besser Bestimmung von freiem T_3 und freiem T_4.

Zusätzliche Informationen:

Autoantikörper i.S.: Schilddrüse S. 22
T_4 i.S. s. unten
TBG i.S. S. 130
TSH i.S. S. 136

2

T4 (Thyroxin) i.S. (Gesamt-T4 bzw. freies Thyroxin = FT4)

(Schilddrüsenhormon)

M 1 ml Serum

B Immunoassay

N *Gesamt-T_4:*

Erwachsene:		4,5–11,5 µg/dl
Kinder, Jugendliche:	Neugeborene 1. Tag:	6,7–14,0 µg/dl
	Neugeborene 2./3. Tag:	10,5–21,1 µg/dl
	bis 1. Monat:	7,5–16,0 µg/dl
	bis 2. Monat:	7,0–14,5 µg/dl
	bis 1. Jahr:	6,6–13,8 µg/dl
	1–5 Jahre:	6,5–13,0 µg/dl
	6–10 Jahre:	6,4–12,2 µg/dl
	11–20 Jahre:	4,7–11,1 µg/dl

Freies-T_4:
0,80–1,65 ng/dl

↑ Hyperthyreose bei:
- M. Basedow
- autonomem Adenom
- Thyreoiditis
- Hyperthyreosis factitia

Schangerschaft (Gesamt-T_4)

↓ Hypothyreose bei:
- chronischer Thyreoiditis
- Strumaresektion
- thyreostatischer Therapie
- Jodmangel
- angeboren

→ Die FT_4-Bestimmung sollte wegen der Unabhängigkeit von der Eiweißbindung bevorzugt werden.

Zusätzliche Informationen:
Autoantikörper i.S.: Schilddrüse S. 22
T_3 i.S. S. 128
TBG i.S. S. 130
TSH i.S. S. 136

TBG (thyroxinbindendes Globulin) i.S.

(Plasmaprotein mit Transportfunktion für T_4 und T_3, das allerdings nur locker gebunden wird)

M	1 ml Serum	
B	Radioimmunoassay	
N	Erwachsene:	1,6–3,0 mg/dl
	Kinder bis 14 Jahre:	2,0–3,0 mg/dl
↑	Schangerschaft Östrogentherapie Einnahme von Ovulationshemmern	
↓	Eiweißmangelsyndromen (Verlust oder Synthesestörung) angeboren	
→	Die Bestimmung ist nur bei Dysproteinämie indiziert.	

Testosteron i.S.

(Keimdrüsenhormon mit stärkster androgener Wirkung)

M	1 ml Serum	
B	Radioimmunoassay	
N	*Gesamttestosteron:*	
	Frauen:	10–80 ng/dl
	Männer:	281–905 ng/dl
	Jungen präpubertär:	30–120 ng/dl

freies Testosteron:

Frauen:	bis 3,6 pg/ml
Männer:	10–50 pg/ml

→ Tagesschwankungen mit morgendlichem Gipfel.

↑ Frauen: angeborenes oder erworbenes adrenogenitales Syndrom
androgenproduzierende Ovarialzysten (Stein-Leventhal-Syndrom)
Ovarialtumoren
NNR-Tumoren
symptomatischer Hirsutismus

Männer: angeborenes und erworbenes adrenogenitales Syndrom
Hodentumoren (Leydig-Zell-Tumor)
NNR-Tumoren
Einnahme von Testosteron

↓ primärer oder sekundärer Hypogonadismus
Kastration
„Stress“
Drogeneinnahme
schwere Erkrankungen

Zusätzliche Informationen:
Androgene i.S. (Übersicht) S. 16
FSH/LH i.S. S. 55
SHBG i.S. S. 125

Thrombinzeit i.Pl.

(Suchtest zur Diagnostik von Fibrinbildungsstörungen)

M 5 ml Zitratblut
B Koagulometrie, chromogene Substrate
N je nach Methode
↑ Heparin- bzw. Fibrinolysetherapie (Überwachungsparameter)
disseminierte intravasale Gerinnung
ausgeprägter Fibrinogenmangel
Dysfibrinogenämien

Zusätzliche Informationen:
Blutbild S. 26
Gerinnungsuntersuchungen S. 58

2

Thromboplastinzeit i.Pl.

Siehe unter:
Quick-Wert i.Pl. S. 119

Thrombozyten i.B.

(kernlose Blutkörperchen, die vor allem der Aufrechterhaltung der Hämostase dienen)

M 1 ml EDTA-Blut
B photoelektronische Messung/Mikroskopie
N 140.000–400.000/µl
↑ starke Blutverluste
Infekte
Polycythaemia vera
myeloische Leukämie
Splenektomie
↓ hereditäre oder erworbene Bildungsstörungen:
- Fanconi-Anämie
- M. Werlhof
- Wiskott-Aldrich-Syndrom
- aplastische Anämie
- Panmyelopathie
- Vitamin-B_{12}-/Folsäure-/Eisenmangel
- schwere Infektionen
- Chemikalien- und Medikamenteneinfluss
- zytostatische Therapie
- Strahlentherapie
- Knochenmarkmetastasen

erhöhter peripherer Verbrauch:
- medikamentös-toxische Einflüsse
- Autoantikörperbildung
- Hyperspleniesyndrom
- hämolytisch-urämisches Syndrom
- Verbrauchskoagulopathie

Zusätzliche Informationen:
Gerinnungsuntersuchungen S. 58

Thyreoglobulin i.S.

(jodiertes Glykoprotein der Schilddrüse mit Speicherfunktion)

M	1 ml Serum		
B	Radioimmunoassay		
N	bis 75 ng/ml		
	Tumornachsorge:	postoperativ :	< 1 ng/ml
		Graubereich:	1–10 ng/ml
		Rezidiv:	> 10 ng/ml
↑↑	Schilddrüsenkarzinom		
↑	Knotenstruma		
	Hyperthyreose		
	T_3-Medikation		

Thyreoglobulinantikörper i.S.

(Autoantikörper gegen Thyreoglobulin)

M	1 ml Serum
B	Hämagglutination/Enzymimmunoassay
N	je nach Methode
↑↑	Hashimoto-Thyreoiditis
	subakute Thyreoiditis (de Quervain)
↑	Hypothyreose
	Myxödem
	Struma (insbesondere nach operativen Eingriffen)
	selten bei klinisch Gesunden

Zusätzliche Informationen:
Mikrosomale Antikörper i.S. S. 101
TSH-Rezeptor-Antikörper i.S. S. 136

Thyreoidale Antikörper (Übersicht)

Siehe unter:
Mikrosomale Antikörper i.S. S. 101
Thyreoglobulinantikörper i.S. s. oben
TSH-Rezeptor-Antikörper i.S. S. 136

TPA (tissue polypeptid antigen) i.S.

(Polypeptidbestandteil des Zytoskeletts, wird bei Zellzerfall freigesetzt)

M 1 ml Serum
B Immunoassay
N bis 95 U/l
I Verlauf und Therapiekontrolle bekannter Malignome
→ Möglichst im Zusammenhang mit CEA i.S. S. 36 bestimmen.

Transaminasen (Übersicht)

Siehe unter:
GOT i.S. S. 63
GPT i.S. S. 64

Transferrin i.S.

(plasmatisches Transportprotein des Eisens)

M 1 ml Serum
B Nephelometrie

N	Erwachsene:		200–360 mg/dl
	Kinder:	Säuglinge bis 2 Wochen:	158–268 mg/dl
		bis 6 Monate:	202–302 mg/dl
		Kleinkinder:	261–354 mg/dl

↑ Eisenmangel
Östrogen-/Gestagentherapie
Schangerschaft
Einnahme oraler Kontrazeptiva
↓ Hämochromatose
Hämosiderose
Hepatopathien
Proteinmangel/-verlust
Infektionskrankheiten
Malignome

Zusätzliche Informationen:
Eisenbindungskapazität i.S. S. 46

Transferrin-Sättigung i. S.

(errechneter Quotient aus Serumeisen und Transferrin)

M 1 ml Serum (nüchtern)
N 16–45 %
↑ Hämochromatose (hereditär oder symptomatisch)
↓ Eisenmangelanämie bei chronischen Erkrankungen

Triglyzeride i.S.

(in Leber, Fettgewebe und Darmmukosa gebildete Neutralfette)

M 1 ml Nüchternserum
B enzymatische Reaktion
N bis 150 mg/dl
Frühgeborene: bis 62 mg/dl
↑ Hyperlipoproteinämien
Diabetes mellitus
Hepatopathien
Nephropathien
Pankreatitis
Alkoholismus
postprandial
↓ Maldigestion
Malabsorption
Hyperthyreose
A-ß-Lipoproteinämie

Zusätzliche Informationen:
Lipoproteinelektrophorese i.S. S. 96

Troponin-I i. S.

(myocardspezifischer, früher Herzinfarktmarker)

M 1 ml Serum
B Enzymimmunoassay
N < 0,1 ng/ml
↑ Herzinfarkt (ab 3–4 Stunden nach dem Ereignis)
instabile Angina pectoris
Myocarditis

Trypsin i.S.

(im Pankreas gebildetes Enzym zur Hydrolyse von Nahrungsproteinen)

M	1 ml Serum
B	Radioimmunoassay
N	10–57 µg/l
↑	akute Pankreatitis zystische Pankreasfibrose (in den ersten Lebensmonaten) Niereninsuffizienz
↓	chronische Pankreatitis (nichtentzündliches Intervall) Diabetes mellitus

Zusätzliche Informationen:
Chlorid im Schweiß S. 37

TSH (Thyreoidea-stimulierendes Hormon) i.S.

(Hypophysenhormon mit stimulierender Wirkung auf die endokrine Schilddrüsenfunktion)

M	1 ml Serum Neugeborenenfrühdiagnostik am 5. Lebenstag: 2 Blutstropfen auf Fließpapier		
B	Radioimmunoassay/Enzymimmunoassay		
N	Erwachsene:		0,35–4,50 µU/ml
	Kinder, Jugendliche:	Neugeborene 1. Tag:	3,00–40,00 µU/ml
		Neugeborene 2./3. Tag:	0,80–20,00 µU/ml
		bis 1. Monat:	0,50–10.00 µU/ml
		bis 2. Monat:	0,45–10,00 µU/ml
		bis 1. Jahr:	0,40–7,00 µU/ml
		1–5 Jahre:	0,40–7,00 µU/ml
		6–20 Jahre:	0,35–5,00 µU/ml
↑	Hypothyreose		
↓	Hyperthyreose		

TSH-Rezeptor-Antikörper i.S.

(Antikörper gegen TSH-Rezeptor)

M	1 ml Serum
B	Radiorezeptorassay

N je nach Methode
↑ M. Basedow
→ TSH-Rezeptor-Antikörper können stimulierende oder blockierende Wirkung haben. Eine Beurteilung ist deshalb nur zusammen mit anderen Schilddrüsenwerten möglich.

Urobilinogen und Urobilin i.U.

Siehe unter:
Gallenfarbstoffe i.U. S. 56

Uroporphyrine i.U.

Siehe unter:
Porphyrine i.U. S. 113

Vanillinmandelsäure i.U.

(Abbauprodukt von Adrenalin und Noradrenalin)

M 10 ml Sammelurin (wegen Konservierung im Labor nachfragen)
→ Während der Sammelperiode starke körperliche Aktivität vermeiden;
folgende Medikamente absetzen: Betablocker, Barbiturate, Salizylate.
B HPLC
N 3,3–6,5 mg/d
↑ Phäochromozytom
Neuroblastom
Ganglioneurom
gering bei:
- Karzinoid
- arterieller Hypertonie
- Cushing-Syndrom
- akutem Myokardinfarkt
- Stress

Zusätzliche Informationen:
Hinweise auf diagnostisch wichtige Diäten S. 4
Katecholamine i.U. S. 85

Vitamine i.S.

(lebensnotwendige, vom Organismus nicht selbst synthetisierte Substanzen)

Vitamin A (Retinol):

M 1 ml Serum, lichtgeschützt
B HPLC
N 400–1500 ng/ml
↑ medikamentöse Überdosierung
↓ verminderte Zufuhr bzw. Resorption:
- Nachtblindheit
- Keratomalazie
- Xerophthalmie

Läsionen sämtlicher Schleimhautepithelien, z.B.:
- Stomatitis
- Störungen des Riechvermögens
- verminderte Speichel- und Salzsäuresekretion
- chronische Bronchitis

hypochrome Anämie
Hyper- bzw. Parakeratosen

Vitamin B_1 (Thiamin):

M 3 ml EDTA-Blut
B HPLC
N 20–100 ng/ml
↓ verminderte Zufuhr bzw. Resorption im oberen Dünndarm:
- Appetitlosigkeit
- Hypotonie
- Beriberi (Neuritiden, Herzerkrankungen, Ödeme, Adynamie)

→ Resorptionsstörung bei chronischem Alkoholismus.

Vitamin B_2 (Riboflavin):

M 3 ml EDTA-Blut
B HPLC
N 75–300 ng/ml
↓ verminderte Zufuhr bzw. Resorption:
- Mundwinkelrhagaden
- Zungenschleimhautatrophie
- Rötung und Schuppenbildung der Haut um Auge, Nase und Lippen
- Fingernageldystrophie

→ Resorptionsstörung bei chronischem Alkoholismus.

Vitamin B_6:

M 3 ml EDTA-Blut

B HPLC

N 7–30 ng/ml

↓ verminderte Zufuhr bzw. Resorption:

- neurologische Störungen (Ataxie, Paresen, epileptoide Krämpfe)
- Haut- und Schleimhautveränderungen (Cheilosis, Glossitis, Konjunktivitis, seborrhoische Dermatitis)
- Blutbildveränderungen (Anämie, Granulo-, Lymphozytopenie)

→ Vermehrte Ausscheidung infolge von Isoniazidbehandlung.

Vitamin B_{12}:

M 1 ml Serum

B Radioimmunoassay/Enzymimmunoassay

N 20–95 ng/dl

↓ Perniziosa
Antikörper gegen Intrinsic-Faktor
Schleimhautatrophie des Corpus ventriculi
Magenresektion
M. Crohn
Sprue
Fischbandwurmerkrankung
pathologisch zusammengesetzte Keimflora des Darms

→ Immer gemeinsam mit Folsäure i.S. (S. 54) bestimmen.

Vitamin C (Ascorbinsäure):

M 1 ml Serum, gefroren

B HPLC

N 5–15 µg/ml

↓ verminderte Zufuhr:

- Schwäche
- Gewichtsverlust
- erhöhte Kapillarfragilität (Schleimhautläsionen, Zahnfleischbluten, Gewebeblutungen, Skorbut)

Vitamin D 25-OH [25(OH)D, Calcidiol]:

M 1 ml Serum

B Radioimmunoassay/HPLC

N Winter: 10–60 ng/ml
Sommer: 20–120 ng/ml

Vitamin D_3 1,25-Dihydroxy [1,25$(OH)_2$ D_3, Calcitriol]:

N 15–56 pg/ml
B Enzymimmunoassay
↑ medikamentöse Überdosierung:
- Hyperkalzämiesyndrom
- Nephro- und Pankreaskalzinose
- Mediasklerose der Arterien

↓ verminderte Zufuhr oder Resorption
unzureichende UV-Bestrahlung mit Rachitis bei Kindern
Osteomalazie
Osteoporose
Barbiturate/Antiepileptika
nephrotisches Syndrom
primärer Hyperparathyreoidismus
Niereninsuffizienz

Zusätzliche Informationen:
Parathormon i.Pl. S. 108

9. Vitamin E (Tokopherol)

M 1 ml Serum
B HPLC
N 5–16 µg/ml
↓ Resorptionsstörungen
A-β-Lipoproteinämie
zystische Fibrose
langdauernde künstliche Ernährung
→ Generell können Vitaminmangelzustände auch bei Durchführung „modischer" Diäten entstehen.

Wachstumshormon (HGH: human growth hormone, STH: somatotropes Hormon) i.S.

(vor allem anabol wirkendes Hormon des Hypophysenvorderlappens)

M 1 ml Serum, gefroren
B Radioimmunoassay
N bis 10 ng/ml (morgens)
↑ Akromegalie
Gigantismus

Zusätzliche Informationen:
Somatomedin C i.S. S. 126

Zink i.S. und i.U.

(essenzielles Spurenelement)

M 1 ml Serum
5 ml Sammelurin
B Atomabsorptionsspektroskopie
N Serum: 0,70–1.30 mg/l
Urin: 140–720 µg/g Krea
↓ M. Crohn
Colitis ulcerosa
Alkoholismus
Diabetes mellitus
Nephropathien
Überdosierung von Penicillamin
→ Zinkmangel tritt häufig als Folgesymptomatik auf.

Zirkulierende Immunkomplexe i.S.

(übermäßige Bildung von Immunkomplexen aus Antigenen und Antikörpern)

M 1 ml Serum (frisch bzw. tiefgefroren)
B Raji-Zelltest/Polyäthylenglykolpräzipitation/Enzymimmunoassay
N je nach Methode
↑ Autoimmunerkrankungen:
- rheumatoide Arthritis
- systemischer Lupus erythematodes

Infektionskrankheiten:
- Zytomegalie
- Hepatitiden
- Streptokokkeninfektionen
- Malaria
- Toxoplasmose

reaktiv bei:
- Sarkoidose
- Colitis ulcerosa
- M. Crohn

Zöruloplasmin i.S.

(Transportprotein für Kupfer)

M	1 ml Serum		
B	radiale Immundiffusion/Nephelometrie/Turbidimetrie		
N	Erwachsene:		20–65 mg/dl
	Kinder	bis 1. Jahr:	15–40 mg/dl
		ab 2. Lebensjahr:	wie Erwachsene
↑	Entzündungen (= Akute-Phase-Protein) Malignome Cholestase Schangerschaft		
↓	M. Wilson (gleichzeitig: Kupfer i.S. ↓, Kupfer i.U. ↑), nephrotisches Syndrom exsudative Enteropathien Malabsorption Fehlernährung		

Zusätzliche Informationen:
Eiweißelektrophorese i.S. S. 48
Kupfer i.S. S. 92
Kupfer i.U. S. 93

Zystin i.U.

(schwefelhaltige Aminosäure)

Siehe unter: Aminosäuren i.U. S. 14

Zytodiagnostik

M Originalmaterial oder als Ausstrich (luftgetrocknet):
Punktat, Blut, Urin, Liquor, BAL-Flüssigkeit, Sputum, Mammasekret, Prostata-Exprimat

→ Material von klinischer Fragestellung abhängig; deshalb im Labor nachfragen.

3 Nachweis körperfremder Substanzen

Neben den in biologischen Systemen selbst gebildeten Substanzen (z.B. Enzyme, Hormone, Antikörper oder Antigene) können im Organismus auch Fremdsubstanzen, sog. Xenobiotika, nachgewiesen werden. Die Aufnahme erfolgt intentionell oder akzidentell, durch Inhalation, Ingestion, parenteral oder perkutan; sei es durch therapeutische Eingriffe, Umwelteinwirkungen, Belastungen am Arbeitsplatz oder ggf. auch im Rahmen krimineller Handlungen. Erhöhte Konzentrationen dieser Substanzen können zu akuter oder chronischer Gesundheitsgefährdung, von Befindlichkeitsstörungen über akute oder chronische Schäden bis hin zum Tode führen. Einige Substanzen sind nachgewiesenermaßen mutagen oder kanzerogen, andere sind dessen verdächtig. Die nachfolgend aufgeführten Substanzen bieten bei der Vielzahl in Frage kommender chemischer Verbindungen nur eine kleine Auswahl. Bei entsprechendem Verdacht empfiehlt sich in Zweifelsfällen eine umgehende Nachfrage beim nächstgelegenen Giftnotruf (s.d.). In vielen Fällen wird auch ein Rückruf beim Laboratorium weiterhelfen. Hierbei kann ggf. geklärt werden, ob neben Körpermaterialien auch Umweltproben (z.B. Luft, Boden, Wasser, Baustoffe) in die Untersuchung mit eingebunden werden sollten.

Bei Substanzen, die natürlicherweise in der Umwelt nicht vorkommen, kann es keine „Normalwerte" geben. Für viele Substanzen gibt es jedoch Referenzwerte (95. Perzentile einer beruflich nicht belasteten Bevölkerungsgruppe). Diese stehen jedoch in keiner Beziehung zur Toxizität und sind von vielen Einflussgrößen (z.B. Zeitpunkt der Probenahme, Alter, Geschlecht, natürliche Umweltbelastung) abhängig. In manchen Fällen sind Referenzwerte nicht verfügbar. Dann wird entweder auf vereinzelte Studien zur Hintergrundbelastung, auf arbeitsmedizinische Erfahrungswerte (AEW) oder BAT-Werte zurückgegriffen. Arbeitsmedizinisch orientierte Biologische Arbeitsstoff Toleranz-Werte sind zwar grundsätzlich nicht geeignet, biologische Grenzwerte für lange andauernde Belastungen aus der allgemeinen Umwelt abzuleiten; ein Vergleich mit der bestehenden Belastung eines Patienten kann jedoch sinnvoll sein, um zumindest die Dimension der Exposition abschätzen zu können. Für sehr wenige Substanzen sind Kontroll- und Interventionswerte (HBM-I, HBM-II) abgeleitet. Der sog. Human Biomonitoring (HBM)-I-Wert entspricht dem Referenzwert. Bei Überschreiten des HBM-II-Wertes ist eine gesundheitliche Beeinträchtigung suszeptibler Individuen nicht hinreichend sicher auszuschließen.

Spezielle Hinweise zur Präanalytik in Arbeits- und Umweltmedizin (s.a. Kap. 1)

Der *Zeitpunkt der Probenahme* ist besonders wichtig. Substanzen mit kurzer Eliminations-Halbwertzeit wie z.B. organische Lösungsmittel können nur bis wenige Stunden nach Expositionsende nachgewiesen werden. Wegen der Akkumulation durch wiederholte Exposition werden sie in der Arbeitsmedizin grundsätzlich am Tagesende oder besser noch am Ende der Arbeitswoche bestimmt. Schadstoffe mit längerer oder sehr langer biologischer Halbwertzeit wie z.B. anorganisches Quecksilber, Organochlorverbindungen, polychlorierte Biphenyle oder Dioxine und Furane sind noch nach Tagen oder Jahren nachweisbar.
Wichtigste *Probenmaterialien* zur Bestimmung von Fremdsubstanzen sind Blut und Urin. Entnahme, Lagerungs- und Versandbedingungen müssen zur Vermeidung von Artefakten besonders beachtet werden. Die folgenden Hinweise können nur als Anhalt dienen, da unterschiedliche Analyseverfahren ggf. auch andere präanalytische Maßnahmen erfordern.

Zur Analyse im *Blut* reicht in der Regel bei *anorganischen* und *nichtflüchtigen organischen Substanzen* die Entnahme von 5 ml EDTA-Blut mittels Vacutainer oder Monovette als Lagerungs- und Transportgefäß aus. Bei organischen Lösungsmitteln und in der Pestizidanalytik müssen besondere Maßnahmen beachtet werden:

- Bei *organischen Lösungsmitteln* werden besondere Stechampullen, sog. Rollrandröhrchen, verwendet (20 mm Glasröhrchen, enthalten als Antikoagulans bereits EDTA, mit einer teflonbeschichteten Gummimembran verschlossen). Nach Überführung von 2 ml Blut aus der Entnahmespritze in die Stechampulle können flüchtige organische Lösungsmittel dort im Gasraum mit Hilfe der Head-Space-Technik bestimmt werden. Entnahmegefäße werden in der Regel durch die Labors kostenfrei zur Verfügung gestellt.
- Wegen niedriger Konzentrationen und empfindlicher Messtechnik müssen zur Analytik von *Organochlorverbindungen* hierzu besondere vorgereinigte mit Teflon abgedichtete Glasröhrchen genutzt werden. Plastikröhrchen sind nicht geeignet, da durch Absorption Fehlmessungen möglich sind. Entnahmegefäße werden in der Regel durch die Labors kostenfrei zur Verfügung gestellt.

Nachweis anorganischer und nichtflüchtiger organischer Substanzen im Plasma:
5–10 ml EDTA-Blut (s. o.), für Organochlorverbindungen spezielles Glasröhrchen (s.o.).

Nachweis anorganischer und nichtflüchtiger organischer Verbindungen im Urin:
Kunststoffgefäß (Weithalsflasche mit Nutzvolumen 50–100 ml oder kommerzielle Urinröhrchen von 10 oder 20 ml).

Nachweis flüchtiger organischer Verbindungen im Urin:
2 ml in Head-Space-Röhrchen überführen (s. o.)

Arzneimittelspiegel werden in der Regel im Serum bestimmt. Ausnahmen sind die Substanzen, die sich vorrangig an die korpuskulären Bestandteile des Blutes binden (z.B. Ciclosporin, Tacrolimus). Diese müssen im Blut bestimmt werden. Bei einigen Arzneimitteln müssen deren wirksame Metaboliten in die Analyse mit einbezogen werden.

Aluminium i.B./i.U.

K **Akut**: gastrointestinale Symptome mit Übelkeit, Erbrechen, Obstipation. **Chronisch**: konzentrationsabhängig Obstipation, Anämie, Osteopathie, Dialyseenzephalopathie mit progressiver Demenz, Sprachstörungen, Myoklonien, Krämpfen, psychotischen Symptomen. Inhalative Aufnahme von Aluminiumstäuben oder Dämpfen am Arbeitsplatz kann zur Lungenfibrose (Aluminose) führen. Kontaktallergien werden beschrieben.

V Natürlicherweise als Bauxit, Korund oder auch als Aluminiumstaub. Emission durch Aluminiumschmelzen. Vielfältige Nutzung als Leichtmetall, in der Medizin als Antazidum, Phosphatbinder, Lipidsenker, Adsorbens für Impfstoffe, Kationenaustauscher, Antidiarrhoikum, Adstringens. Aluminiumsulfat zur Trinkwasseraufbereitung. Vorkommen höherer Werte im Dialysewasser möglich.

B GF-AAS

M 5 ml EDTA-B (Serum wegen Kontaminationsgefahr nicht abtrennen)
50 ml U (speziellen Urinbecher vom Labor anfordern)

N Blut (Hintergrundbelastung Obergrenze):
bis 10 µg/l (bei Dialysepatienten können höhere Werte auftreten)
Urin (Hintergrundbelastung Obergrenze):
bis 50 µg/g Kreatinin

Amine, aliphatische

K Wirkung vorwiegend lokal in Form schwerer Haut-, Schleimhaut- und Augenreizungen (Entzündungen, Nekrosen). Resorptiv Blutdruckanstieg, Erregung der glatten Muskulatur. Zu der Gruppe gehören auch sog. biogene Amine (Histamin, Serotonin). Einige aliphatische Amine haben adrenalinähnliche Wirkung, andere neigen zur Nitrosaminbildung.

V Vielzahl von Substanzen, wie z.B. Alkylamine, Alkyldiamine, Alkanolamine, Halogenalkylamine, Aminoxide, Ethylendiamin, Ethylenimin und Morpholin. Anwendung z.B. als Vor- und Zwischenprodukt in der chemischen Industrie, Emulgatoren, Lösungsvermittler, Korrosionsinhibitoren in Metallanstrichen, Stabilisator.
Nachweisverfahren und Hinweise zur Präanalytik: Rücksprache mit Laboratorium

Amine, aromatische

K Quantitativ sehr unterschiedliche Methämoglobinbildung. Hepato- und nephrotoxisch, Entzündungen der ableitenden Harnwege, Tumoren, insbesondere der ableitenden Harnwege.

V Sehr weites Anwendungsspektrum: Farbstoffe (Anilinfarben), Sprengstoffe, Farbstoffzwischenprodukte, Fotoentwickler, Polymerisationsinhibitoren, Vulkanisationsbeschleuniger, medizinische Anwendungen, Laborbereich.
Nachweisverfahren und Hinweise zur Präanalytik: Rücksprache mit Laboratorium

Zusätzliche Informationen:
Methämoglobin i.B. S. 100

Amiodaron i.S.

I Therapiekontrolle
V Antiarrhythmikum
B HPLC
M 1 ml S
N therapeutischer Bereich: 0,7–2,5 µg/ml

Zusätzliche Informationen:
Desethylamiodaron i.S. (aktiver Metabolit des Amiodaron) S. 157

Amoxicillin i.S.

I	Therapiekontrolle	
V	Breitbandpenicillin	
B	HPLC	
M	2 ml S	
N	therapeutischer Talwert:	0,5 µg/ml
	therapeutischer Spitzenwert:	5–15 µg/ml

3

Amphetamin

Siehe unter:
3,4-Methylendioxy-amphetamin (MDA, love pills) S. 172
3,4-Methylendioxy-metamphetamin (MDMA, Ecstasy) S. 172

Ampicillin i.S.

I	Therapiekontrolle
V	Breitbandpenicillin
B	HPLC
M	2 ml S
N	therapeutischer Bereich: bis 20 µg/ml

Arsen i.B./i.U./im Haar

(Arsentrioxid, Arsenpentoxid, arsenige Säure, Arsensäure und ihre Salze)

K Aufnahme oral, inhalativ, perkutan. **Akut:** Übelkeit, Erbrechen, Tachykardie, Diarrhö, Blutdruckabfall, Kollaps, im schlimmsten Fall bis zum Tod. Nach 10 Tagen bis 3 Wochen Entstehung peripherer Polyneuropathien bis hin zu Guillain-Barré-Syndrom ähnlichem Erscheinungsbild. **Chronisch:** konzentrationsabhängig allgemeine Schwäche, Übelkeit, Gewichtsabnahme, Kopfschmerzen, Erbrechen, Haut und Schleimhautveränderungen (Arsenmelanose,

Pigmentierungen, Hyperkeratosen), Schwellungen an den Füßen, Ulzerationen, Gangrän. Im weiteren Verlauf periphere Polyneuropathien beginnend mit Parästhesien: "burning hands, burning feet"; bei Zunahme Lähmung insbesondere der unteren Extremitäten. Kanzerogen (z.B. Bronchialkarzinome beim Kupferrösten).

V Natürliches Vorkommen im Boden. Kupfer- und Bleiverhüttung, Legierungen (z.B. Spiegelherstellung), in hochreiner Form in der Halbleiterproduktion. Bestandteil von Holzschutz-, Schädlingsbekämpfungsmitteln und Farbstoffen.

B Hydrid-AAS

M 5 ml EDTA-B
20 ml U
0,5–1 g Haare

N Blut: bis 10 µg/l
Urin (Hintergrundbelastung Obergrenze): bis 20 µg/l
Haar: bis 0,5 µg/g
→ Wegen der kurzen biologischen Halbwertzeit ist bei arbeits- und umweltmedizinischen Fragestellungen der Nachweis im Blut wenig sinnvoll. Nachweis üblicherweise im Urin. Wegen der dortigen langen Verweilzeit auch in Haaren und Nägeln.

Barbiturate

K Narkotische Wirkung, Todesfälle insbesondere durch Lähmung des Atemzentrums. Bei überempfindlichen Personen Allergien möglich.

V Früher in großem Maße als Beruhigungs-, Schlaf- und Narkosemittel angewandt. Wegen Nebenwirkungen einschl. ausgeprägten Suchtpotentials, insbesondere bei unkontrollierter Anwendung, Nutzung stark limitiert und weitgehend obsolet. In Deutschland als einziges orales Barbiturat nur noch Phenobarbital, vorwiegend als Antiepileptikum im Handel.

Zusätzliche Informationen:
Phenobarbital i.S. S. 178

Benzol i.B./i.U.

K Aufnahme vorwiegend inhalativ oder perkutan. Haut- und schleimhautreizend. **Akut:** konzentrationsabhängig unspezifische

Sofortwirkung auf das ZNS im Sinne einer Pränarkose-Kater-Symptomatik bis hin zu protrahierter Narkose. **Chronisch:** konzentrationsabhängig unspezifische Symptome wie Kopfschmerz, Schlaflosigkeit, Abmagerung, Schwindel, Augenflimmern, Dysmenorrhöen, vor allem aber auch bei geringen Konzentrationen knochenmarksschädigend und damit Störungen der Hämatopoese (Thrombozytopenie, Leukozytopenie, Anämie, "Buntes Blutbild") bis hin zur akuten myeloischen Leukämie. Suchtpotential.

V Grundbaustoff der organischen Chemie. Ausgangssubstanz zur Herstellung von Anilinfarbstoffen, Kunststoffen, Synthesekautschuk, Nylon oder Insektiziden, Lösungsmittel für Kautschuklacke, Wachse, Harze und Öle, Zusatz zu Motorkraftstoffen (2–5 Vol.%) und damit Emission durch Tankstellen und Kraftfahrzeuge, Zigarettenrauch (aktiv wie passiv).

B Blut: Dampfraum-GC,
Urin: HPLC (Phenol u. t,t-Muconsäure), GC-MS (S-Phenylmerkaptursäure), GC-ECD (Hydrochinon)

M 2 ml B in Stechampulle überführen
20 ml U

N Blut: Hintergrundbelastung (Durchschnittswerte):
60–780 ng/l (Nichtraucher)
60–920 ng/l (Raucher)
Urin: Hintergrundbelastung (Obergrenze):
bis 20 mg/l (nachgewiesen als Phenol)
bis 0,2 mg/l (nachgewiesen als t,t-Muconsäure)
bis 4,0 µg/l (nachgewiesen als S-Phenylmercaptursäure)
bis 2,0 mg/g Kreatinin (nachgewiesen als Hydrochinon)

Zusätzliche Informationen:
Lösungsmittel, organische S. 170

Benzolhomologe (Ethylbenzol, Toluol, Xylol)

Akut ähnliches Wirkspektrum wie Benzol. Jedoch fehlende hämatologische Wirkung (nicht leukämogen). Aber häufig mit Benzol verunreinigt.

Zusätzliche Informationen:
Ethylbenzol i.B./i.U. S. 164
Toluol i.B./i.U. S. 186
Xylole (Dimethylbenzole) i.B./i.U. S. 190

3

Blei i.B./i.U.

K Aufnahme vorrangig durch Ingestion und Inhalation, Speicherung v.a. im Knochen, geringer in Nieren, Leber, Milz und Knochenmark. **Akut:** konzentrationsabhängig uncharakteristische Allgemeinbeschwerden, Übelkeit, Erbrechen, Obstipation, Koliken, Ikterus, Porphyrie, zentralnervöse Störungen mit Kopfschmerz, Schlaflosigkeit, Tremor, hirnorganisches Psychosyndrom bis hin zu Krampfanfällen (Bleienzephalopathie). **Chronisch:** Störungen der Porphyrinsynthese (basophil getüpfelte Erythrozyten, Koproporphyrin-, δ-Aminolävulinsäureausscheidung), Anämie, Bleikoliken, Hypertonie, Nephrosklerose, Hepatopathie, Erkrankungen des ZNS und des peripheren Nervensystems. Encephalopathia saturnina, Polyneuropathie (Hirnnerven können mitbetroffen sein).

→ Bei akuten Porphyrien mit abdomineller Symptomatik differentialdiagnostisch immer auch an Bleivergiftung denken.

V Vorwiegend in Legierungen zur Herstellung von Akkumulatoren, Kabelummantelungen, Emaille-, Glas- und Tonwarenherstellung, in Bleifarben.

→ Seit die Nutzung als Antiklopfmittel in Otto-Kraftstoffen verboten ist, hat der Blutbleigehalt der Bevölkerung merklich abgenommen.

B Blut, Urin: GF-AAS
Photometrie (δ-ALA)

M 5 ml EDTA-B
20 ml ΣU (Urin für δ-Aminolävulinsäure-Bestimmung ansäuern)

N Blut: Referenzwerte:

Kinder (6–12 J.):	60 µg/l
Frauen (25–69 J.):	90 µg/l
Männer (25–69 J.):	120 µg/l

Human-Biomonitoring:
Kinder bis 12 Jahre,
Frauen im gebärfähigen Alter: HBM-I Wert 100 µg/l, HBM-II-Wert 150 µg/l
Frauen über 45 Jahre, Männer: HBM-I-Wert 150 µg/l, HBM-II-Wert 250 µg/l

Arbeitsmedizin:
BAT Frauen bis 45 Jahre: 300 µg/l
BAT Frauen über 45 Jahre, Männer: 400 µg/l

Urin: bis 25 µg/l (nachgewiesen als Blei)
bis 6 mg/d (nachgewiesen als δ-Aminolävulinsäure)
Arbeitsmedizin:
BAT Männer: bis 15 mg/l (nachgewiesen als δ-Aminolävulinsäure)
BAT Frauen: bis 6 mg/l (nachgewiesen als δ-Aminolävulinsäure)
→ Wegen der Schwankungsbreite der δ-Aminolävulinsäure sollte der Bleibestimmung in Blut und ggf. im Urin der Vorzug gegeben werden.

Zusätzliche Informationen:
δ-Aminolävulinsäure i.U. S. 14
Porphyrine i.U. S. 113

Cannabis i.U./im Haar

I Abstinenzkontrolle
K Suchtpotential. Übelkeit, Erbrechen, Appetitlosigkeit, Abmagerung. Hirnorganische Spätschäden möglich.
V Drogenabusus
B Cannabis als THC-COOH im Urin: GC/MS
9-Tetrahydrocannabiol im Haar: HPLC
M 20 ml Morgen-U
→ einmaliger Joint bis zu 24-36 h, mäßige Einnahme bis zu 5 d, chronischer Abusus bis zu 20 d nachweisbar
0,5–1 g Haare
→ über Monate nachweisbar
N Urin: Ø
Haar: Ø

Carbamazepin i.S.

I Therapiekontrolle
V Antiepileptikum
B FPIA, HPLC
M 1 ml S (Abnahme vor nächster Gabe)
N therapeutischer Bereich: 4–10 µg/ml

Carbamazepin-10,11-Epoxid i.S.

I Therapiekontrolle bei Carbamazepin-Therapie
Bei Kombinationstherapie mit anderen Antiepileptika bis zu 50% des Gesamtcarbamazepins
B HPLC
M 1 ml S
N therapeutischer Bereich: 0,5–2,5 µg/ml

Zusätzliche Informationen:
Carbamazepin i.S. s. oben

Chlorbenzole i.U.

K **Akut:** intensive Reizung der Augen und der Luftwege. **Chronisch:** hepatotoxisch, nephrotoxisch, neurotoxisch, hämatologische Erkrankungen (z.B. Anämie) möglich.
V Zwischenprodukt bei der Herstellung von Arznei-, Desinfektions-, Schädlingsbekämpfungsmitteln oder Farbstoffen.
B GC/ECD
M 20 ml U
N Hintergrundbelastung Obergrenze (= Referenzwert): bis 7,5 µg/l (nachgewiesen als 4-Monochlorphenol)

Zusätzliche Informationen:
Chlorkohlenwasserstoffe s. unten

Chlorkohlenwasserstoffe

Aromatische oder aliphatische Verbindungen, bei denen je nach Verbindungstyp eine unterschiedliche Anzahl von Wasserstoffatomen durch Chloratome substituiert ist. Toxikologisch nicht einheitlich zu bewerten. Da sie jeweils sehr unterschiedliche Metaboliten bilden, sind diese laborchemisch nur schwer in ihrer Gesamtheit zu erfassen.

Zusätzliche Informationen:
Benzol i.B. S. 148
Chlorbenzole i.U. s. oben

DDT i.B./im Fettgewebe/in der Muttermilch S. 159
Dichlormethan i.B. S. 159
Dioxine i.B. S. 161
Ethylbenzol i.B./i.U. S. 164
Hexachlorbenzol i.B./i.U./im Fettgewebe/in der Muttermilch S. 166
Hexachlorcyclohexan i.B. S. 167
Pentachlorphenol i.S./i.U. S. 176
Polychlorierte Biphenyle i.B./i.Pl. S. 179
Tetrachlorethen i.B./i.U. S. 184
Tetrachlormethan i.B./i.U. S. 185
1,1,1-Trichlorethan i.B./i.U. S. 187
Trichlorethen i.B./i.U. S. 188
Trichlormethan i.B./i.U. S. 189

Chloroform

Siehe unter:
Trichlormethan i.B./i.U. S. 189

Chrom i.B/i.Pl/i.U./im Haar

(Chrom(VI)-Verbindungen in Form von Stäuben/Aerosolen, ausgenommen die in Wasser praktisch unlöslichen)

K Einerseits ist Chrom ein essentielles Spurenelement, andererseits wirkt es sehr toxisch. Haut- und Schleimhautreizend, chronisch irritativ (Schleimhautulzerationen, atrophische Rhinitis, Septumperforation), sensibilisierend (allergische Kontaktekzeme, obstruktive Bronchitis), hepatotoxisch, nephrotoxisch, kanzerogen (Lunge, NNH).

V Stahlveredelung (Legierungsbestandteil), Galvanotechnik, Holzimprägnierung, Lack-, Farbenherstellung (Chromatfarben), Glasindustrie, Gerbereien, Kunststoffherstellung, im Zement enthalten.

B GF-AAS

M 5 ml EDTA-B
20 ml U
0,5–1 g Haare

N Hintergrundbelastung:

	Durchschnittswerte	Obergrenze
Blut:	bis 1,0 µg/l	3,0 µg/l
Plasma:	0,1–0,5 µg/l	1,0 µg/l
Erythrozyten:	0,5 µg/l Blut	2,0 µg/l Blut
Urin:	0,2–2,0 µg/l	1,5 µg/l
Haar:	bis 2,0 µg/g	

Clomipramin i.S.

I Therapiekontrolle. Da Clomipramin vorwiegend zum aktiven Metaboliten Desmethyl-Clomipramin metabolisiert wird, bei Clomipramin-Therapie stets Bestimmung beider Analyte.
V trizyklisches Antidepressivum
B HPLC
M 1 ml S (Blutentnahme unmittelbar vor Verabreichung der nächsten Dosis)
N therapeutischer Bereich: 20–150 ng/ml

Zusätzliche Informationen:
N-Desmethylclomipramin i.S. S. 157

Clonazepam i.S.

I Therapiekontrolle
V Antiepileptikum (Benzodiazepin)
B HPLC
M 2 ml S
N therapeutischer Bereich: 30–60 ng/ml
toxisch: über 100 ng/ml

Clozapin i.S.

I Therapiekontrolle. Da Clozapin vorwiegend zum aktiven Metaboliten Desmethyl-Clozapin metabolisiert wird, bei Clozapin-Therapie stets Bestimmung beider Analyte.
V Neuroleptikum

B HPLC
M 2 ml Serum (Blutentnahme unmittelbar vor Verabreichung der nächsten Dosis)
N therapeutischer Bereich: 50–700 ng/ml

Zusätzliche Informationen:
Desmethylclozapin i.S. (aktiver Metabolit des Clozapin) S. 158

Cocain i.U./im Haar

I Abstinenzkontrolle
K **Akut:** plötzlicher Blutdruckabfall, Schüttelkrämpfe, Übelkeit, Lähmung des ZNS und des Atemzentrums, Koma bis hin zum Tod. **Chronisch:** sinnloser Rede- und Betätigungsdrang, verminderte Konzentration, Lern- und Merkfähigkeit.
V Drogenabusus, einige medizinische Sonderanwendungen.
B HPLC
M 20 ml U
→ 4–12 h nach Einnahme nachweisbar
0,5–1 g Haare
→ über Monate nachweisbar
N Urin: Ø
Haar: Ø

Codein i.S./i.U./im Haar

I Therapiekontrolle, Abstinenzkontrolle
K Miosis, Atemdepression, Erbrechen, Kopfschmerzen, Harn- und Stuhlverhaltung. Später Zyanose und Kreislaufkollaps. Durch Sauerstoffmangel Benommenheit, Koma mit Areflexie und Atemlähmung. Gelegentlich nur Krämpfe.
V Antitussivum, Analgetikum, Drogenabusus
B HPLC
M 1 ml S
20 ml U
0,5–1 g Haare

N Serum: therapeutischer Bereich: 25-150 µg/l (nachgewiesen als Codein)
30-250 µg/l (nachgewiesen als Dihydrocodein)
Urin: Ø (nachgewiesen als Codein)
Ø (nachgewiesen als Dihydrocodein)
Ø (nachgewiesen als Dihydrocodeinmetabolit)
Ø (nachgewiesen als N-Desmethylcodein)
Haar: Ø (nachgewiesen als Codein)
Ø (nachgewiesen als Dihydrocodein)

Cotinin i.S./i.U.

Hauptmetabolit des Nikotins

Siehe unter:
Nikotin i.S./i.U./im Haar S. 173

Cyanide i.B./i.S./i.U.

K Akute Vergiftungen mit Blausäure und ihren Salzen sind ohne Therapie in der Regel tödlich. Tachypnoe, Tachykardie, Bewusstlosigkeit, Krämpfe, Atemstillstand (innere Erstickung).

V Natürliches Vorkommen in Bittermandeln. In der Industrie Zwischenprodukt bei der Produktion von Farbstoffen, Schädlingsbekämpfungs- und Arzneimitteln, in industriellen Abwässern, Cyanidlaugerei, Galvanik, Labor (auch Medizin), Pyrolyseprodukte (v.a. Polyurethanschäume), Tabakrauch (Raucher, Passivraucher).

B Blut: GC-NFID
Serum, Urin (Thiocyanat): Photometrie

M 5 ml EDTA-B
2 ml S (hämolysefrei)
20 ml U

N Hintergrundbelastung:
Blut: bis 100 µg/l (Nichtraucher)
bis 500 µg/l (Raucher)
Serum: bis 6 mg/l (Nichtraucher, nachgewiesen als Thiocyanat)
Urin: bis 2,5 mg/g Kreatinin (Nichtraucher, nachgewiesen als Thiocyanat)

Cyclosporin i.B.

I	Therapiekontrolle
V	Immunsuppressivum (Interleukin-2-Inhibitor)
B	EMIT
M	2 ml EDTA-B
N	therapeutischer Bereich (bei Nierentransplantation): Therapiebeginn: 150–250 ng/ml Erhaltungstherapie: 80–200 ng/ml

Desethylamiodaron i.S.

I	Therapiekontrolle
V	Aktiver Metabolit von Amiodaron
B	HPLC
M	1 ml S
N	therapeutischer Bereich: 1,0–3,0 µg/ml (Desethylamiodaron + Amiodaron) toxisch: über 5,0 µg/ml

Zusätzliche Informationen:
Amiodaron i.S. S. 146

N-Desmethyl-Clomipramin i.S.

I	Therapiekontrolle bei Clomipramin-Therapie (stets Bestimmung beider Analyte).
V	Aktiver Metabolit des trizyklischen Antidepressivums Clomipramin
B	HPLC
M	1 ml S
N	Therapeutischer Bereich: 150–300 ng/ml (N-Desmethyl-Clomipramin + Clomipramin)

Zusätzliche Informationen:
Clomipramin i.S. S. 154

Desmethylclozapin i.S.

I Therapiekontrolle bei Clozapin-Therapie (stets Bestimmung beider Analyte)
V Aktiver Metabolit von Clozapin
B HPLC
M 2 ml S (Blutentnahme unmittelbar vor Verabreichung der nächsten Dosis)
N therapeutischer Bereich: 140-420 ng/ml (Desmethylclozapin + Clozapin)

Zusätzliche Informationen:
Clozapin i.S. S. 154

N-Desmethyldiazepam i.S.

I Therapiekontrolle bei Diazepam-Therapie
V Hauptmetabolit von Diazepam
B HPLC
M 2 ml S
N therapeutischer Bereich: 200–800 ng/ml
toxisch: über 2000 ng/ml

Zusätzliche Informationen:
Diazepam i.S. s. unten

Diazepam i.S.

I Therapiekontrolle
V Tranquilizer (Benzodiazepin)
B HPLC
M 2 ml S (Blutentnahme unmittelbar vor Verabreichung der nächsten Dosis)
N therapeutischer Bereich: 200–500 ng/ml
toxisch: über 1000 ng/ml

Zusätzliche Informationen:
N-Desmethyldiazepam i.S. s. oben

Diazepam-Screening i.U.

I Abstinenzkontrolle
V Tranquilizer (Benzodiazepin)
B HPLC
M 20 ml U
→ bei therapeutischer Dosis über 3 d, bei Langzeiteinnahme über 4–6 Wochen nachweisbar
N Ø

Dichlor-diphenyl-trichlorethan (DDT) i.B./ im Fettgewebe/in der Muttermilch

K **Akut:** Schweißausbrüche, Parästhesien, Erregungszustände, Kopfschmerzen, Übelkeit, Gleichgewichtsstörungen, Verwirrtheit, Krämpfe, Rhythmusstörungen, Optikusneuritis.
Chronisch: Leber-, Nierenschäden, Störungen der Hämatopoese und des Endokriniums.
V Insektizid. Die Anwendung ist in den meisten Staaten verboten, in sehr wenigen Staaten noch Nutzung zur Malariaeindämmung.
B GC-ECD
M 10 ml EDTA-B (Spezialgefäß anfordern)
Fettgewebe, Muttermilch: Rücksprache mit Laboratorium
N Blut (Hintergrundbelastung Obergrenze):

bis 30 Jahre:	bis 2,5 µg/l (nachgewiesen als 4,4-Dichlordiphenyldichlorethylen)
über 30 Jahre:	bis 10 µg/l (nachgewiesen als 4,4-Dichlordiphenyldichlorethylen)
Fettgewebe:	bis 92 µg/kg Fett (nachgewiesen als DDT) bis 900 µg/kg Fett (nachgewiesen als Dichlordiphenyldichlorethylen)
Muttermilch:	bis 1,51 mg/kg Milchfett (nachgewiesen als DDT und Dichlordiphenyldichlorethylen)

Dichlormethan (Methylenchlorid) i.B.

K Aufnahme vorwiegend inhalativ oder perkutan. Haut- und schleimhautreizend. **Akut:** konzentrationsabhängig unspezifische

Sofortwirkung auf das ZNS im Sinne einer Pränarkose-Kater-Symptomatik bis hin zu protrahierter Narkose.
Chronisch: von einigen Autoren neurotoxische, hepatotoxische und nephrotoxische Wirkungen vermutet. Kanzerogen. Oxidative Metabolisierung zu CO.

V Lederbearbeitung, Fettextraktion, Lösungsmittelbetrieben und bei Heimwerkern (z.B. Abbeizformulierungen).

B GC-MS

M 2 ml B in Stechampulle überführen

N bis 1 µg/l (Nachweisgrenze)
bis 1,0 % (nachgewiesen als CO-Hb)
Arbeitsmedizin: AEW: 500 µg/l

Zusätzliche Informationen:
Carboxyhämoglobin S. 35

Diethylenglykol (Diglykol) i.S.

K Aufnahme überwiegend oral. **Akut:** gastrointestinale Symptome, Bluthusten, Schwindel, Kopf- und Abdominalschmerzen. Bewusstlosigkeit, Koma. Schädigung von Lunge, Leber, Niere und Darm werden beschrieben.

V Breites industrielles Anwendungsspektrum, z.B. als Frostschutz-, Feuchthaltungs- und Lösungsmittel sowie als Weichmacher.

B GC/FID

M 2 ml S

N bis 1 mg/l (Nachweisgrenze)

Digoxin/Digitoxin i.S.

I Therapiekontrolle

V Glycoside zur Behandlung der Herzinsuffizienz

B RIA

M 2 ml S

N

therapeutischer Bereich:	Digoxin	0,8–2,0 ng/ml
	Digitoxin	10–30 ng/ml
toxisch:	Digoxin:	über 2,4 ng/ml
	Digitoxin:	über 45 ng/ml

Dioxine (PCDD) und Dibenzofurane (PCDF) i.B.

K **Akut:** kongener- und konzentrationsabhängig Schleimhautreizungen, erhöhte Infektanfälligkeit, Hyperpigmentierungen, Leberparenchymschäden, Störungen des Porphyrin- und Fettstoffwechsels, periphere Polyneuropathien. **Chronisch:** Leberparenchymschäden im Vordergrund. **Akut und chronisch:** Chlorakne. Teratogen, mutagen, kanzerogenes Potential (Promotorwirkung). Im Tierversuch immunsuppressiv.

V Polychlorierte Dibenzodioxine (PCDD) mit 75 Kongeneren und polychlorierte Dibenzofurane (PCDF) mit 130 Kongeneren, umgangssprachlich Dioxine und Furane. Fettlöslich, einige hochgiftig. Toxikologisch relevant alle in 2,3,7,8-Stellung substituierte Verbindungen. Größte Giftigkeit 2,3,7,8-TCDD (Sevesogift). PCDD und PCDF sind ubiquitär nachweisbar. Keine gezielte Herstellung, sondern Nebenprodukte bei Verbrennungsprozessen in Anwesenheit von Chlor. Verunreinigungen in einigen chlorhaltigen Chemikalien (z.B. PCP, PCB, einige Herbizide). Lange Persistenz im Boden, Anreicherung in der Nahrungskette, gut fettlöslich, daher auch Anreicherung im Fettgewebe. Belastung in der Bevölkerung in den letzten Jahren stark rückläufig.

B GC-ECD/MS

M 10 ml EDTA-B
→ wegen Präanalytik (Entnahmebedingungen, Probengefäße, Lagerung, Transport): Rücksprache mit Laboratorium

N bis 3,0 µg/l (Σ PCDD und PCDF)
Toxizitätsäquivalente nach BGA: 40 pg/g Blutfett
Toxizitätsequivalente nach NATO-CMS: 80 pg/g Blutfett

Polychlorierte Dibenzodioxine (Referenzwerte Obergrenze):

2,3,7,8-Tetra-CDD:	bis 10 pg/g Blutfett
1,2,3,7,8-Penta- CDD:	bis 30 pg/g Blutfett
1,2,3,4,7,8-Hexa-CDD:	bis 30 pg/g Blutfett
1,2,3,6,7,8-Hexa-CDD:	bis 90 pg/g Blutfett
1,2,3,7,8,9-Hexa-CDD:	bis 20 pg/g Blutfett
1,2,3,4,6,7,8-Hepta-CDD:	bis 160 pg/g Blutfett
Octa-CDD:	bis 900 pg/g Blutfett

Polychlorierte Dibenzofurane (Referenzwerte Obergrenze):

2,3,7,8-Tetra-CDF:	bis 5 pg/g Blutfett
1,2,3,7,8-Penta-CDF:	bis 1 pg/g Blutfett

3

2,3,4,7,8-Penta-CDF:	bis 80 pg/g Blutfett
1,2,3,4,7,8-Hexa-CDF:	bis 25 pg/g Blutfett
1,2,3,6,7,8-Hexa-CDF:	bis 30 pg/g Blutfett
2,3,4,6,7,8-Hea-CDF:	bis 10 pg/g Blutfett
1,2,3,7,8,9-Hexa-CDF:	bis 1 pg/g Blutfett
1,2,3,4,6,7,8-Hepta-CDF:	bis 25 pg/g Blutfett
1,2,3,4,7,8,9-Hepta-CDF:	bis 1 pg/g Blutfett
Octa-CDF:	bis 3 pg/g Blutfett

Doxepin i.S.

I Therapiekontrolle. Da Doxepin vorwiegend zum aktiven Metaboliten Desmethyl-Doxepin (Nordoxepin) metabolisiert wird, bei Doxepin-Therapie stets Bestimmung beider Analyte.

V Trizyklisches Antidepressivum

B HPLC

M 2 ml S (Blutentnahme unmittelbar vor Verabreichung der nächsten Dosis)

N therapeutische Bereiche:

Doxepin:	10–200 ng/ml (einige Autoren geben niedrigere Bereiche an)
Doxepin + Desmethyldoxepin:	150–250 ng/ml

Zusätzliche Informationen:
Nordoxepin i.S. S. 174

Drogenscreening i.U.

Screeninguntersuchung möglichst mit Morgenurin. Bei Angabe der vermuteten Substanz gezielter Nachweis. Bestimmungen von Amphetaminen, Barbituraten, Benzodiazepinen, Cannabis, Cocain, Opiaten, Methadon möglich: Rücksprache mit Laboratorium.

Essigsäureethylester (Ethylazetat) i.B.

K Aufnahme vorwiegend inhalativ oder perkutan. Haut- und schleimhautreizend. Akut konzentrationsabhängig unspezifische

Sofortwirkung auf das ZNS im Sinne einer Pränarkose-Kater-Symptomatik bis hin zu protrahierter Narkose. Allergisierend.

V Lösungsmittel in der Klebstoff-, Leder-, Reinigungsmittel- und Papierindustrie, Riechstoff und Lebensmittelaromastoff.

B GC/FID

M 2 ml B in Stechampulle überführen

N bis 100 µg/l

Zusätzliche Informationen:
Lösungsmittel, organische S. 170

Ethanol i.B./i.U.

I Abstinenzkontrolle, ggf. arbeitsmedizinische Fragestellung

V Lösungsmittel, Desinfektionsmittel, Genussmittel

B Dampfr. GC-FID oder enzymatisch fotometrisch

M 2 ml B in Stechampulle überführen
20 ml U

N Dampfr. GC-FID:

Blut (Hintergrundbelastung):	bis 1000 µg/l (nachgewiesen als Ethanol)
	bis 500 µg/l (nachgewiesen als Acetaldehyd)
Urin (Hintergrundbelastung):	bis 500 µg/l (nachgewiesen als Ethanol)

fotometrisch:

Blut:	bis 50 mg/l (Nachweisgrenze)
Urin:	bis 20 mg/l (Nachweisgrenze)

→ Verfahren gilt nur für medizinische Indikation, z.B. Abstinenzkontrolle. Nicht für toxikologische Fragestellung geeignet und zugelassen.

Ethosuximid i.S.

I Therapiekontrolle

V Antiepileptikum

B HPLC

M 1 ml S

N therapeutischer Bereich: 40–100 µg/ml

Ethylacetat

Siehe unter:
Essigsäureethylester i.B. S. 162

Ethylbenzol i.B./i.U.

K Aufnahme vorwiegend inhalativ oder perkutan. Stark haut- und schleimhautreizend. **Akut:** konzentrationsabhängig unspezifische Sofortwirkung auf das ZNS im Sinne einer Pränarkose-Kater-Symptomatik bis hin zu protrahierter Narkose. **Chronisch:** Müdigkeit, Schwindel, Appetitlosigkeit, Haut- und Schleimhautblutungen.

V Synthesegrundstoff, Kunststoffindustrie, Farben, Lacke, regelmäßig in technischem Xylol und aromatischen Lösungsmittel enthalten.

B Blut: GC-FID
Urin (Metaboliten): HPLC-UV

M 2 ml B in Stechampulle überführen
20 ml U

N Blut (Hintergrundbelastung Obergrenze):
bis 2,0 µg/l
Arbeitsmedizin: BAT: 1500 µg/l
Urin (Hintergrundbelastung Obergrenze):
bis 0,85 µg/l (nachgewiesen als Mandelsäure und Phenylglyoxylsäure)
Arbeitsmedizin:
AEW: bis 1500 mg/g Kreatinin (nachgewiesen als Mandelsäure)
BAT: bis 2000 mg/g Kreatinin (nachgewiesen als Mandelsäure und Phenylglyoxylsäure)

Ethylenglykol i.Pl./i.U.

K Aufnahme überwiegend oral (akzidentell oder intentionell). **Akut:** konzentrationsabhängig zentralnervöse Störungen mit Stupor, Koma, zerebrale Krampfanfälle. Wird 1. Stadium überlebt, kardiopulmonale Störungen, Lungenödem, Nierenversagen. Mit Verzögerung von 6–18 Tagen teils reversible Hirnnervenausfälle möglich.

V Frostschutzmittel (Automobil- und Flugzeugindustrie), Schmier- und Lösungsmittel.
B GC/FID
M 2 ml EDTA-Pl
20 ml U
N Plasma: toxisch ab 300 mg/l
Urin (Hintergrundbelastung Obergrenze): bis 50 mg/g Kreatinin (nachgewiesen als Oxalsäure)

3

Fluvoxamin i.S.

I Therapiekontrolle
V Antidepressivum (selektiver Serotonin-Wiederaufnahmehemmer)
B HPLC
M 1 ml S
N therapeutischer Bereich: 30–300 ng/ml

Formaldehyd (Ameisensäure) i.U.

K **Akut:** konzentrationsabhängig haut- und schleimhautreizend, Unbehagen, Brennen im Nasen-Rachen-Raum, Atemstörungen, Pneumonie, Lungenödem. **Chronisch:** Schleimhautreizungen, Atemwegserkrankungen, Asthmaanfälle, allergische Kontaktdermatitis, Beeinträchtigung von Konzentration und Schlafverhalten, im Tierversuch kanzerogen. Kurze biologische Halbwertszeit, daher Bestimmung des Abbauproduktes Ameisensäure i.U. am sinnvollsten.
V Natürlicherweise auch im Organismus vorkommend. Anthropogen vor allem bei Verbrennungen und photochemischem Abbau von Luftverunreinigungen, Zigarettenrauch. Wichtige Ausgangssubstanz in der organischen Chemie (z.B. Kunststoffproduktion, Düngemittel- und Spiegelherstellung, Photographie, Färbereien, Klebstoff in der Holzverarbeitung). Im medizinischen Bereich Anwendung zur Konservierung, Desinfektion von Flächen und Gassterilisation. Hauptemissionsquellen: Kfz-Verkehr, Holzfeuerungen.
B enzymatisch photometrisch
M 20 ml U
N Hintergrundbelastung Obergrenze:
bis 60 mg/g Kreatinin (nachgewiesen als Ameisensäure)

Gold i.S./i.U.

K Klinische Symptome, insbesondere als Nebenwirkungen der heute seltenen therapeutischen Goldanwendung: Dermatitis, Stomatitis. Blutbildveränderungen: Thrombopenie, Leukopenie, aplastische Anämie. Niere: Glomerulonephritis, Lipoidnephrose, Leber: cholestatische Hepatose, Nekrose möglich.

V Die Verwendung in Münzen, Schmuck, Photographie und Zahnheilkunde hat kaum klinische Bedeutung, wohl aber als Arzneimittel zur Behandlung rheumatischer Erkrankungen.

B ICP-MS

M 2 ml S
20 ml U

N Serum: therapeutischer Bereich: 0,4–5,0 µg/ml
Urin (unter Therapie): bis 0,6 µg/l

Hexachlorbenzol i.B./i.U./im Fettgewebe/ in der Muttermilch

K **Akut:** konzentrationsabhängig Schleimhautreizung, neurotoxisch (Parästhesien, Schwindel, Benommenheit, Kopfschmerzen, bei hohen Konzentrationen Agitiertheit, Krampfanfälle). **Chronisch:** konzentrationsabhängig Leberparenchymveränderungen bis zur Nekrose, Porphyria cutanea tarda, Sensibilitätsstörungen, Wachstumsverzögerung bei Kindern.

V Nebenprodukt in der Chemieindustrie, Weichmacher für PVC, in elektrischen Isolierungen, Holzschutzmittel. Anreicherung in der Nahrungskette, Nutzung als Pflanzenschutzmittel in Deutschland verboten.

B GC/ECD

M 10 ml EDTA-B, Spezialgefäß anfordern
20 ml U
Fettgewebe, Muttermilch: Rücksprache mit Laboratorium

N Blut: Referenzwerte:

7–10 Jahre:	0,4 µg/l
18–25 Jahre:	0,4 µg/l
26–35 Jahre:	1,2 µg/l
36–45 Jahre:	2,1 µg/l
46–55 Jahre:	2,9 µg/l

56–65 Jahre: 4,0 µg/l
über 65 Jahre: 4,6 µg/l

Urin (Hintergrundbelastung Obergrenze):
bis 30 µg/g Kreatinin (nachgewiesen als Pentachlorphenol)

Fettgewebe: bis 460 µg/kg Fett
Muttermilch: bis 1,05 mg/kg Milchfett

Zusätzliche Informationen:
Chlorkohlenwasserstoffe S. 152

Hexachlorcyclohexan (Gammexan, HCH, Lindan, γ-Hexachlorcyclohexan) i.B.

K **Akut:** Unruhe, Erbrechen, Schwindel, Kopfschmerz, Alkohol- und Nikotinintoleranz, motorische Störungen, Krämpfe, Parästhesien, Koma, Atemlähmung.
Chronisch: endokrine Wirkung

V Breites insektizides Wirkspektrum. Kommt in der Regel mit Isomeren α-HCH und β-HCH zusammen vor (nur γ-HCH hat insektizide Wirkung). Anreicherung im Fettgewebe, sehr langsame Elimination. Bei schnellem Abbau von Fettgewebe (Hunger, Krankheit) oder Stillen können Blutkonzentrationen ansteigen.

B GC-ECD

M 10 ml EDTA-B (Spezialgefäß anfordern)

N Hintergrundbelastung (Obergrenze):
bis 30 Jahre: 0,1 µg/l
über 30 Jahre: 1,0 µg/l

Zusätzliche Informationen:
Chlorkohlenwasserstoffe S. 152

n-Hexan i.B./i.U.

K Aufnahme vorwiegend inhalativ oder perkutan. Haut- und schleimhautreizend. **Akut:** konzentrationsabhängig unspezifische Sofortwirkung auf das ZNS im Sinne einer Pränarkose-Kater-Symptomatik bis hin zu protrahierter Narkose. **Chronisch:** in höheren Konzentrationen stark neurotoxisch, konzentrationsabhängig erste

Symptome erst Wochen nach Expositionsbeginn. Parästhesien, motorische Paresen, Atrophien, Hirnnervenbeteiligung, auch autonomes Nervensystem betroffen.

V Lösungsmittel bei der Herstellung von Kunststoffen und Synthesekautschuk, Verdünnungsmittel für Klebstoffe, Lacke und Druckfarben
→ Seitdem n-Hexan aus verschiedenen Klebstoffen entfernt wurde, finden sich die deletären neurotoxischen Erscheinungen des sog. "glue sniffings" nicht mehr so häufig.

B GC-FID

M 2 ml B in Stechampulle überführen
20 ml U

N Blut, Urin: Angaben zur Hintergrundbelastung liegen nicht vor.
Arbeitsmedizin:
Blut: AEW: bis 150 mg/l
Urin: AEW: bis 200 mg/g Kreatinin (nachgewiesen als 2-Hexanol)

Kadmium i.B./i.U./im Zahn

(Kadmium und seine Verbindungen in Form atembarer Stäube/Aerosole)

K **Akut:** oral: gastrointestinale Symptome, Leberschäden und Krämpfe; inhalativ: konzentrationsabhängig Kopfschmerz, Fieber, Husten, Lungenödem, Pneumonitis.
Chronisch: Anosmie, Gelbfärbung der Zahnhälse und Anämie. Im fortgeschrittenen Zustand Knochenmarkschädigung möglich, Osteoporose, Osteomalazie (Itai-Itai-Krankheit in Japan).

V Rostschutzmittel, Farbpigmente und Akkumulatoren. Emission bei Metallverhüttung, Stahlproduktion, aber auch Müllverbrennung.

B ICP-MS (Blut), AAS (Urin, Zahn)

M 5 ml EDTA-B
20 ml U
Zahn

N	Blut:	Referenzwerte:	Kinder (6–12 Jahre):	0,5 µg/l
			Nichtrauchende Erwachsene:	1,0 µg/l
	Urin:	Referenzwerte:	Kinder (6–12 Jahre):	0,5 µg/g Kreatinin
			Nichtrauchende Erwachsene:	1,0 µg/g Kreatinin bzw. 1,5 µg/l

Human-Biomonitoring:
Kinder und Erwachsene bis 25 Jahre:

	HBM-I-Wert	1 µg/g Kreatinin
	HBM-II-Wert	3 µg/g Kreatinin
Erwachsene über 25 Jahre:	HBM-I-Wert	2 µg/g Kreatinin
	HBM-II-Wert	5 µg/g Kreatinin

Zahnmaterial: bis 250 µg/kg

Kohlenmonoxid

Siehe unter:
Carboxyhämoglobin S. 35

Lamotrigin i.S.

I Therapiekontrolle
V Antiepileptikum
B HPLC
M 2 ml S
N therapeutischer Bereich: 0,5–4,5 µg/ml

Lindan

Siehe unter:
Hexachlorcyclohexan i.S. S. 167

Lithium i.S.

I Therapiekontrolle
V medikamentöse Behandlung manisch-depressiver Zustände
B AAS, ICP-MS
M 2 ml S (Probenahme 12 h nach oraler Gabe)
N therapeutischer Bereich: 0,4–0,9 mmol/l
toxisch: über 1,3 mmol/l

Lösungsmittel, organische

Breites Spektrum von Substanzen, die andere Stoffe lösen, suspendieren oder extrahieren können. Es gibt drei Hauptgruppen von Lösungsmitteln: a) Alkohole, Ketone, Ester, Glykolether, b) aliphatische und aromatische Kohlenwasserstoffe, c) chlorierte Lösungsmittel.
Neben der inhalativen Aufnahme werden viele Lösungsmittel hervorragend perkutan aufgenommen und können auch auf diesem Wege erhebliche lokale und systemische Wirkungen hervorrufen. Obwohl die unspezifische Sofortwirkung aller Lösungsmittel konzentrationsabhängig in einer Pränarkose-Kater-Symptomatik bis hin zur protrahierten Narkose besteht, unterscheiden sie sich in ihren weiteren toxikologischen Eigenschaften stark.

→ Wegen der Vielzahl möglicher Substanzen empfiehlt sich bei bestimmten Fragestellungen oder unklaren Expositionsbedingungen ein Lösungsmittelscreening im Blut (Head-Space-Röhrchen). Dabei sind u.a. folgende Lösungsmittel nachweisbar:
Aceton, n-Amylalkohol, Benzol, i-Butanol, n-Butanol, Cyclohexanon, Dichlormethan, Diethylether, Ethanol, Ethylacetat, Ethylbenzol, n-Hexan, Isobutylmethylketon, Isophoron, Isopropanol, Kresol, Methanol, Octanol, n-Propanol, Tetrachlorethen, 1,1,1-Trichlorethan, Trichlorethen, Trichlormethan und Xylole.

Zusätzliche Informationen:
Benzol i.B./i.U. S. 148
Dichlormethan i.B. S. 159
Essigsäureethylester i.B. S. 162
Ethanol i.B./i.U. S. 163
Ethylbenzol i.B./i.U. S. 164
n-Hexan i.B./i.U. S. 167
Methanol i.B./i.U. S. 171
Nitrobenzol i.B./i.U. S. 173
Tetrachlorethen i.B./i.U. S. 184
Tetrachlormethan i.B./i.U. S. 185
Toluol i.B./i.U. S. 186
1,1,1-Trichlorethan i.B./i.U. S. 187
Trichlorethen i.B./i.U. S. 188
Trichlormethan i.B./i.U. S. 189
Xylole i.B./i.U. S. 190

Methadon i.S./i.U.

K Miosis, Atemdepression, Erbrechen, Kopfschmerzen, Harn- und Stuhlverhaltung. Später Zyanose und Kreislaufkollaps: Durch Sauerstoffmangel Benommenheit, Koma mit Areflexie und Atemlähmung.

V Opiat (partieller Agonist)

B GC/MS

M 2 ml S
20 ml U

N Serum: therapeutischer Bereich: 50-1000 µg/l
Urin : therapeutischer Bereich: 1-50 mg/l

Methanol (Methylalkohol) i.B./i.U.

K Intoxikation durch Inhalation, v.a. durch Genuss vergällter alkoholischer Getränke. **Akut:** Übelkeit, Erbrechen, Rausch, Koliken, Atemstörungen bis hin zur Atemlähmung, Retrobulbärneuritis. Wird das akute Stadium überlebt, meist bleibende Sehstörungen. **Chronisch:** Schleimhautreizungen, Leib- und Kopfschmerzen, Sehstörungen, Leberschäden, Polyneuropathien, Hirnnervenschäden (N. opticus !). Giftung durch Oxydation zu Formaldehyd und Ameisensäure.

V Chemische Synthesen, Produktion von Formaldehyd, Ameisensäure, Beizen, Polituren, Lacke, Vergällung von Ethanol, Kälteübertragungsmittel, Raketentreibstoff und Motorkraftstoff.

B Blut: GC-FID
Urin: Dampfr.-GC (Methanol), enzymatisch (Ameisensäure)

M 2 ml B in Stechampulle überführen
20 ml U

N Blut: bis 1,5 mg/l
Urin (Hintergrundbelastung Obergrenze):
bis 2,5 mg/g Kreatinin (nachgewiesen als Methanol)
bis 60 mg/g Kreatinin (nachgewiesen als Ameisensäure)

3,4-Methylendioxy-amphetamin (MDA, love pills) i.S/i.U./im Haar 3,4-Methylendioxy-metamphetamin (MDMA, Ecstasy) i.S/i.U./im Haar

K **Chronisch:** Gewichtsverlust, Hautentzündungen, Magenschmerzen, Herzrhythmusstörungen, aggressives Verhalten, Schlafstörungen, akustische Halluzinationen oder paranoide Wahnvorstellungen. Depressive Verstimmungen und Stimmungsschwankungen schon bei geringerer Dosierung. Spätschäden: Nierenschädigungen, Schwächung des Immunsystems.

V Drogenabusus, Polytoxikomanie

B HPLC

M 1 ml S
20 ml U
0,5–1 g Haare

N Serum: Ø (Nachweisgrenze für MDA/MDMA: 50 ng/ml)
Urin: Ø (Nachweisgrenze für MDA/MDMA: 300 ng/ml)
Haar: Ø

Morphin i.S./i.U.

K Miosis, Atemdepression, Erbrechen, Kopfschmerzen, Harn- und Stuhlverhaltung. Später Zyanose und Kreislaufkollaps: Durch Sauerstoffmangel Benommenheit, Koma mit Areflexie und Atemlähmung.

V Narkoanalgetikum

B HPLC

M 1 ml S
→ bis zu 12 h nachweisbar
20 ml U
→ bis zu 3 d nachweisbar

N Serum: therapeutischer Bereich: bis 100 ng/ml
Urin: therapeutischer Bereich: bis 200 ng/ml

Nikotin i.S./i.U./im Haar

K Parasympathomimetikum und Ganglienblocker. In höheren Dosen hochgiftig. Kopfschmerzen, gastrointestinale Symptome, Tremor, Krämpfe, Koma, Atemlähmung, Herzstillstand. Sehr schnelle Metabolisierung und daher auch rascher Wirkungseintritt. Hauptmetabolit des Nikotins ist Cotinin.

V Pflanzenschutzmittel, Genussgift (Hauptsächliche Exposition: Rauchen, Passivrauchen).

B Serum: GC-NPD
Urin: HPLC
Haar: HPLC

M 2 ml S (Nikotin, Cotinin)
20 ml U (Nikotin, Cotinin)
0,5–1 g Haare (Nikotin)

N

Nikotin:	Serum:		bis 5 µg/l
	Urin:	Nichtraucher:	bis 5 µg/l
		Passivraucher:	5–32 µg/l
		Raucher:	über 200 µg/l
	Haare:	Nichtraucher:	bis 0,1 µg/g
		→ Nachweis einer Passivrauchbelastung von Kindern.	
Cotinin:	Serum:	Nichtraucher:	bis 10 µg/l
		Passivraucher:	bis 85 µg/l
		Raucher:	45–524 µg/l
		10 Zigaretten:	45–200 µg/l
		20 Zigaretten:	180–524 µg/l
	Urin:	Nichtraucher:	bis 5 µg/l
		Passivraucher:	5–85 µg/l
		Raucher:	über 200 µg/l

Nitrobenzol i.B./i.U.

K **Akut**: Kopfschmerz, Übelkeit, Bewusstlosigkeit, Krämpfe, u.U. tödlicher Ausgang. Methämoglobinbildner. **Chronisch**: Haut- und Leberschäden. In früheren Jahren bei sehr hohen Konzentrationen Retrobulbärneuritis beschrieben.

V Lösungsmittel (Verdünner)

B Blut: GC-ECD,
Urin (o-, m-Nitrophenol): GC-MS, (p-Nitrophenol): GC-MS/LC-UV.

M 2 ml B in Stechampulle überführen
10 ml U

N Blut (Hintergrundbelastung Obergrenze):
bis 1 µg/l
Urin (Hintergrundbelastung Obergrenze):
bis 1,0 µg/l (nachgewiesen als o-Nitrophenol)
bis 1,0 µg/l (nachgewiesen als m-Nitrophenol)
bis 20 µg/l (nachgewiesen als p-Nitrophenol)

Zusätzliche Informationen:
Methämoglobin i.B. S. 100

Nordoxepin (Desmethyldoxepin) i.S.

I Therapiekontrolle bei Doxepin-Therapie, stets Bestimmung beider Analyte.

V Metabolit des trizyklischen Antidepressivums Doxepin

B HPLC

M 2 ml S

N therapeutische Bereiche:

Nordoxepin:	bis 120 ng/ml (einige Autoren geben niedrigere Bereiche an)
Doxepin + Nordoxepin:	150–250 ng/ml

Zusätzliche Informationen:
Doxepin i.S. S. 162

Oxazepam i.S./i.U

I Therapiekontrolle

V Tranquilizer (Benzodiazepin), Hauptmetabolit von Temazepam

B HPLC

M 2 ml S
20 ml U

N

Serum:	therapeutischer Bereich:	1000–2000 ng/ml
	toxischer Bereich:	über 3000 ng/ml
Urin:		Ø (Screening)

Zusätzliche Informationen:
Temazepam i.S./i.U. S. 184

Oxcarbazepin i.S.

I Therapiekontrolle
V Antiepileptikum
B HPLC
M 1 ml S
N bis 3,0 µg/ml
→ wirksamer Metabolit zur Bestimmung der therapeutischen Breite:
10-Hydroxy-Oxcarbazepin: 5–30 µg/ml

Parathion (E 605, Thiophos) i.B/i.Pl./ im Erythrozyten/i.U.

(nachgewiesen als N-Azetylcholinesterase)

K Azetylcholinesterasehemmer, sehr schneller Wirkungseintritt, hochtoxisch. Miosis, Speichelfluss, gastrointestinale Symptome, Krämpfe, Erregung. Hohe Dosen führen in wenigen Minuten über Bradykardie und Herzstillstand zum Tode. Chronische Einwirkung mit abgeschwächter klinischer Symptomatik möglich.
V Pflanzenschutzmittel
B Blut, Plasma, Erythrozyt: Photometrie
Urin: HPLC-UV
M 5 ml EDTA-B
20 ml U
N bis 10 µg/l (Nachweisgrenze)
→ Parathion kommt natürlicherweise nicht vor. Untersuchungen im Blut nur bei akuter Intoxikation sinnvoll. Es gibt keinen Referenzwert. Als "Normalwert" für die Allgemeinbevölkerung muss daher die Nachweisgrenze angesehen werden.
Arbeitsmedizin:
An ausgesprochenen Parathion-Arbeitsplätzen werden vor Aufnahme der Tätigkeit die Individualwerte der Azetylcholinesterase bestimmt. Bei Parathionexposition kommt es zu einem Absinken unter den vorbestimmte Individualwert. Arbeitsmedizinische Grenzwerte der Azetylcholinesterase bei Parathionexposition:

Blut:	Absinken bis auf 70% des Individualwertes (AEW)
Plasma:	Absinken bis auf 50% des Individualwertes (AEW)
Erythrozyt:	Absinken bis auf 70% des Individualwertes (BAT)
Urin:	bis 500 µg/g Kreatinin (nachgewiesen als p-Nitrophenol - AEW)

Zusätzliche Informationen:
Cholinesterase i.S. S. 39

Pentachlorphenol (PCP) i.S./i.U.

K Toxische Wirkungen reinen Pentachlorphenols sind beim Menschen bisher nicht eindeutig nachgewiesen. Symptome wie Fieber, Schwitzen, beschleunigte Atmung, Übelkeit, Erbrechen, Kopfschmerzen, Myokarditis, Leber- und Nierenfunktionsstörungen, Chlorakne, aber auch aplastische Anämie, Leukämie und Lymphome eher durch Begleitstoffe und Verunreinigungen von technischem PCP mit PCDD und PCDF. Kanzerogen. Biologische Halbwertzeit 30 h bis 30 d.

V Pflanzen- und Holzschutzmittel, Konservierung von Leder, Wollteppichen, Textilien, Anstrichmitteln und in Klebstoffen, Innenraumbelastung durch Holzschutzmittel. Seit 1989 in Deutschland Anwendungsverbot, in Importen immer noch vorhanden.

B Serum: HPLC-ECD,
Urin: GC-MS

M 2 ml S
20 ml U

N Serum: Referenzwert: bis 12 mg/l
Human-Biomonitoring: HBM-I-Wert 40 µg/l
HBM-II-Wert 70 µg/l
Urin: Referenzwert: bis 6 µg/g Kreatinin bzw. bis 8 µg/l
Human-Biomonitoring: HBM-I-Wert 20 µg/g Kreatinin bzw. 25 µg/l
HBM-II-Wert 30 µg/g Kreatinin bzw. 40 µg/l

Permethrin i.B./i.U.

K Von geringerer Humantoxizität als viele andere Insektizide. Orale Aufnahme: Erbrechen, Übelkeit und Durchfälle. Nach Resorption in der Regel reversible Wirkung auf das ZNS. Bei Hautexposition reversible lokale Reizungen der Nervenendigungen (Brennen, Kribbeln und Anästhesie). Nach Inhalation Reizungen der oberen Atemwege möglich. Chronische Schäden durch Permethrin sind nicht bekannt.

V Pflanzenschutzmittel (Insektizid), Eulanisierung von Wollteppichen, als Medikament topische Anwendung z.B. gegen Kopfläuse, Imprägnierung von Tropenbekleidung und Moskitonetzen.

B GC/ECD

M 10 ml EDTA-B (Spezialröhrchen)
20 ml U
→ Obwohl der Nachweis von Permethrin im Blut möglich ist, wird dieser wegen der schnellen Metabolisierung der Substanz selten angewandt. Normalerweise werden die Metaboliten im Urin bestimmt (Transportbedingungen: Rücksprache mit Laboratorium)

N Referenzwerte liegen nicht vor, jedoch einige Studien an exponierten und nichtexponierten Bevölkerungsgruppen:

Blut:	bis 0,2 µg/l
Metaboliten im Urin:	bis 0,29 µg/l (nachgewiesen als cis-Cl_2CA),
	bis 0,64 µg/l (nachgewiesen als trans-Cl_2CA)
	bis 0,67 µg/l (nachgewiesen als 3-PBA)

Zusätzliche Informationen:
Pestizide s. unten
Pyrethroide i.B./i.U. S. 181

Pestizide

Sammelbezeichnung verschiedenster Pflanzenschutz- und Schädlingsbekämpfungsmittel einschließlich Wachstumsreglern und Defoliativa. Im allgemeinen giftige bis hochgiftige Verbindungen, die unterschiedlichen chemischen Stoffklassen angehören, wie z.B. Chlorkohlenwasserstoffe, Phosphororganika, Chlorphenoxycarbonsäuren und Schwermetalle. Wegen unterschiedlicher chemischer Struktur und Metabolisierung: siehe Einzelsubstanzen.

Zusätzliche Informationen:
DDT i.B./im Fettgewebe/in der Muttermilch S. 159
Parathion i.B./i.Pl./im Erythrozyten/i.U. S. 175

Permethrin i.B./i.U. S. 176
Pyrethroide i.B./i.U. S. 181

Phenobarbital i.S.

I Therapiekontrolle
V Antiepileptikum, Hypnotikum
B Fluoreszenz-Polarisations-Immunoassay/HPLC
M 1 ml S
N therapeutischer Bereich: 15–25 (–40) µg/ml
→ Durch Toleranzentwicklung ist die therapeutische Breite patientenabhängig.

Zusätzliche Informationen:
Barbiturate S. 148

Phenol i.U.

K Stark ätzend, haut- und schleimhautreizend. Zellgift, ausgeprägte neurotoxische und nephrotoxische Wirkung.
V Die Substanz wird als Desinfektionsmittel eingesetzt. Auch Metabolit von Benzol.
B LC/GC-ECD
M 20 ml U
N Hintergrundbelastung Obergrenze:

Erwachsene:	bis 25 mg/24h
Kinder:	bis 10 mg/24h
Arbeitsmedizin:	AEW: bis 20 mg/g Kreatinin
	BAT bei Phenolexposition: 300 mg/l

Zusätzliche Informationen
Benzol i.B./i.U. S. 148

Phenytoin i.S.

I Therapiekontrolle
V Antiepileptikum, Antiarrhythmikum

B FPIA/HPLC
M 1 ml S
N therapeutischer Bereich:

Kinder, Erwachsene:	5–20 mg/l
Frühgeborene, reife Neugeborene, Kleinkinder:	6–14 mg/l

Polychlorierte Biphenyle (PCB) i.B./i.Pl.

K Akute Toxizität abhängig vom Chlorierungsgrad in der Regel gering. Insbesondere bei höherchlorierten Vertretern kann es abhängig vom Grad der Verunreinigung durch Dioxine zu Chlorakne, Porphyrie, Leberschäden, Beeinträchtigungen des Nervensystems und Blutbildveränderungen kommen. Auch Einwirkungen auf das Immunsystem und Wachstumsverzögerungen bei Kindern werden beschrieben. Anreicherung im Organismus. Störungen des endokrinen Systems. Einige polychlorierte Biphenyle haben Dioxinähnliche Wirkungen.

V Gruppe polyzyklischer Kohlenwasserstoffe mit theoretisch 209 Kongeneren mit 1 bis max. 10 Chloratomen. Vorkommen ubiquitär, chemisch sehr stabil, gut fettlöslich, Anreicherung im Fettgewebe. Vor allem als Kühl- und Isolierflüssigkeit für Transformatoren und als Weichmacher für Lacke und Klebstoffe. Seit 1989 weltweites PCB-Verbot. Vorkommen daher in der Regel heute als "Altlast". Indikator-Kongenere: PCB-28, -52, -101, -138, -153, und -180.

B GC-ECD/MS

M 10 ml EDTA-B (Spezialgefäß)
→ Einzelheiten über Präanalytik, Transport und Lagerungsbedingungen: Rücksprache mit Laboratorium

N Hintergrundbelastung:

	Blut	Plasma
PCB 28:	< 10 ng/l	< 200 ng/l
PCB 52:	< 10 ng/l	< 200 ng/l
PCB 101:	< 100 ng/l	< 200 ng/l

Referenzbereich, Obergrenze:

PCB 138		
7–10 Jahre:	0,5 µg/l	
18–25 Jahre:	0,8 µg/l	0,8 µg/l
26–35 Jahre:	1,0 µg/l	1,5 µg/l
36–45 Jahre:	1,3 µg/l	2,2 µg/l
46–55 Jahre:	1,6 µg/l	3,0 µg/l
56–65 Jahre:	1,8 µg/l	3,7 µg/l

über 65 Jahre:	oberhalb 65 Jahre liegen nur wenige Daten vor: deshalb Referenzwerte 56 bis 65 Jahre heranziehen	
PCB 153		
7–10 Jahre:	0,5 µg/l	
18–25 Jahre:	1,0 µg/l	1,0 µg/l
26–35 Jahre:	1,5 µg/l	1,9 µg/l
36–45 Jahre:	2,0 µg/l	2,8 µg/l
46–55 Jahre:	2,5 µg/l	3,7 µg/l
56–65 Jahre:	3,0 µg/l	4,6 µg/l
über 65 Jahre:	oberhalb 65 Jahre liegen nur wenige Daten vor: deshalb Referenzwerte 56 bis 65 Jahre heranziehen	
PCB 180		
7–10 Jahre:	0,3 µg/l	
18–25 Jahre:	0,7 µg/l	0,8 µg/l
26–35 Jahre:	1,0 µg/l	1,5 µg/l
36–45 Jahre:	1,4 µg/l	2,2 µg/l
46–55 Jahre:	1,9 µg/l	2,9 µg/l
56–65 Jahre:	2,2 µg/l	3,5 µg/l
über 65 Jahre:	oberhalb 65 Jahre liegen nur wenige Daten vor: deshalb Referenzwerte 56 bis 65 Jahre heranziehen	
Σ PCB 138, 153, 180		
7–10 Jahre:	1,3 µg/l	
18–25 Jahre:	2,5 µg/l	3,2 µg/l
26–35 Jahre:	3,5 µg/l	5,6 µg/l
36–45 Jahre:	4,6 µg/l	7,6 µg/l
46–55 Jahre:	5,7 µg/l	10,0 µg/l
56–65 Jahre:	6,8 µg/l	12,2 µg/l
über 65 Jahre:	oberhalb 65 Jahre liegen nur wenige Daten vor: deshalb Referenzwerte 56 bis 65 Jahre heranziehen	

Zusätzliche Informationen:

Chlorkohlenwasserstoffe S. 152

Polyzyklische aromatische Kohlenwasserstoffe (PAK) i.U.

K Kanzerogen (Tumoren der Atemwege, Hautkrebs)

V Kondensationsprodukte bei der Verschwelung organischer Substanzen. Steinkohlenteer, Kraftfahrzeugabgase, Dieselruß, geräucherte Fisch- und Fleischwaren, Tabakrauch (Rauchen, Passivrauchen). Da es sich um eine Vielzahl von Substanzen mit einem immer ähnlichen Verteilungsmuster handelt, hat sich die Bestimmung des Pyrenmetaboliten 1-Hydroxypyren im Urin als Standardmethode etabliert.

B GC-ECD, HPLC

M 20 ml U

N Hintergrundbelastung:

	Durchschnittswerte:	Obergrenze:
Raucher:	0,1–1,31 µg/g Kreatinin	6,0 µg/g Kreatinin
Nichtraucher:	0,06–0,33 µg/g Kreatinin	3,0 µg/g Kreatinin

3

Pyrethroide i.B/i.U.

(insektizid wirkende synthetische Analoga der Pyrethrine)

K Pyrethroide sind von geringerer Giftigkeit als viele andere Insektizide. Orale Aufnahme: Erbrechen, Übelkeit und Durchfälle. Nach Resorption ggf. neurotoxisch.
Bei Hautexposition infolge lokaler Reizungen der Nervenendigungen reversible Erscheinungen wie Brennen, Kribbeln und Anästhesie. Nach Inhalation Reizungen der oberen Atemwege möglich.

V Synthetische Analoga der Pyrethrine. Weitaus lichtstabiler und gezielter einsetzbar als diese Pyrethrumbestandteile. Permethrin und andere Pyrethroide werden als Pflanzenschutzmittel (Insektizid) verwendet, aber auch zur Eulanisierung von Wollteppichen und zur Imprägnierung von Tropenbekleidung und Moskitonetzen. Von den vorkommenden Pyrethroiden sind Cyfluthrin, Cypermethrin, Deltamethrin, Fenvalerat und Permethrin die am häufigsten angewendeten.
Metaboliten im Urin: cis-Cl_2CA, cis-Cl_2CA, 3-Phenoxybenzoesäure (3-PBA)

B GC/ECD

M 10 ml EDTA-B (Spezialröhrchen)
20 ml U
→ Wegen der schnellen Metabolisierung der Substanzen wird der Nachweis im Blut selten durchgeführt. Repräsentativer ist der Nachweis der Metaboliten im Urin.
Referenzwerte liegen nicht vor, jedoch Studien an exponierten und nicht exponierten Bevölkerungsgruppen.

N Blut: bis 0,2 µg/l
Urin: bis 0,29 µg/l (nachgewiesen als cis-Cl_2CA),
bis 0,64 µg/l (nachgewiesen als(trans-Cl_2CA)
bis 0,67 µg/l (nachgewiesen als 3-PBA)

Zusätzliche Informationen:
Permethrin i.B./i.U. S. 176
Pestizide S. 177

Quecksilber i.B./i.U.

K Aufnahme oral, inhalativ, perkutan als elementares Quecksilber oder anorganische Verbindungen. **Akut:** konzentrationsabhängig Dermatitis, Stomatitis, Gastroenterokolitis, Nierenversagen. **Chronisch:** unspezifische Allgemeinsymptome, gastro-intestinale und Nierenfunktionsstörungen, vor allem aber Störungen des ZNS und PNS (Erethismus, Tremor, hirnorganisches Psychosyndrom, Polyneuropathien). Bei Vergiftungen durch organische Quecksilberverbindungen Störungen des Nervensystems im Vordergrund (Tremor, Ataxie, sensible Reiz- und Ausfallerscheinungen, exogene Psychosen). Speicherung v.a. Leber, Milz, Nieren, Gehirn. Organische Verbindungen haben wegen der hohen Lipophilität besondere Affinität zum ZNS.

V In Medizin und Technik, Messgeräten (Thermometer, Blutdruckmessgerät), Herstellung von Desinfektionsmitteln, in Dentallegierungen. Industrielle Nutzung u.a. bei der Lampen- und Batterieproduktion, als Katalysator und zur Trennung von Metallgemischen, Quecksilberhaltige Beizmittel. Über Abwässer Anreicherung in der Nahrungskette (bes. in Fischen).

B Hydrid-AAS

M 5 ml EDTA-B
20 ml U

N Blut: Referenzwerte:
Kinder (6–12 Jahre) mit Fischkonsum bis zu dreimal im Monat: < 1,5 µg/l
Erwachsene (25–69 Jahre) mit Fischkonsum bis zu dreimal im Monat: < 2,0 µg/l
Human-Biomonitoring:
Kinder, Erwachsene: HBM-I-Wert < 5 µg/l
HBM-II-Wert < 15 µg/l

Urin: Referenzwerte:
Kinder (6–12 Jahre) und Erwachsene (25–69 Jahre) ohne Amalgamfüllungen: < 1,0 µg/g Kreatinin bzw. < 1,4 µg/l
Human-Biomonitoring:
Kinder, Erwachsene: HBM-I-Wert 5 µg/g Kreatinin bzw. 7 µg/l
HBM-II-Wert 20 µg/g Kreatinin bzw. 25 µg/l

Selen i.B./i.U.

K Einerseits lebensnotwendiges Spurenelement, andererseits hochtoxisch. **Akut:** nach Inhalation Reizung der Atemwege, Bronchopneumonie, Lungenödem. Durch Staubinhalation oder ggf. auch parenterale Anwendung wirkt Selen weitaus toxischer als oral. **Chronisch:** knoblauchartiger Atemgeruch, Übelkeit, Erbrechen, Diarrhöen, Herzmuskelschwäche, Leberzirrhose, Nagelverluste. Vergiftungserscheinungen können insbesondere auch nach medikamentöser Überdosierung auftreten.

V Elektronikindustrie, Katalysator, Vulkanisationsbeschleuniger, medikamentöse Anwendungen.

B Hydrid-AAS

M 5 ml EDTA-B
20 ml U

N Blut: 73–165 µg/l
Urin: 2–31 µg/l

Sultiam i.S.

I	Therapiekontrolle			
V	Antiepileptikum			
B	HPLC			
M	1 ml S			
N	therapeutischer Bereich:	Kinder:	1,0–6,0 µg/ml	
		Erwachsene:	1,5–10,0 µg/ml	

Tacrolimus (FK506) i.B.

I Therapiekontrolle
V Immunsuppressivum bei Organtransplantation
B HPLC
M 2 ml EDTA-B (morgens vor der ersten Tacrolimusgabe)
N Erhaltungsdosis: 5–20 ng/ml

Temazepam i.S./i.U.

I Therapiekontrolle
V Hypnotikum (Benzodiazepin), Hauptmetabolit von Temazepam ist Oxazepam.
B HPLC
M 2 ml S
20 ml U

N	Serum:	therapeutischer Bereich:	300–800 ng/ml
		toxisch:	über 1000 ng/ml
	Urin:		Ø (Screening)

Zusätzliche Informationen:
Oxazepam i.S./i.U. S. 174

Tetrachlorethen (Perchlorethylen, Per, Tetrachlorethylen) i.B./i.U.

K Aufnahme vorwiegend inhalativ oder perkutan. Haut- und schleimhautreizend. **Akut:** konzentrationsabhängig unspezifische Sofortwirkung auf das ZNS im Sinne einer Pränarkose-Kater-Symptomatik bis hin zu protrahierter Narkose. Sensibilisierung des Myokards gegenüber endogenen und exogenen Katecholaminen. **Chronisch:** hepato-, nephro- und neurotoxisch, kanzerogen.

V Reinigungsmittel, Extraktions- und Lösungsmittel für Fette und Öle sowie Entfettungsmittel für Metalle.

B GC-ECD

M 2 ml B in Stechampulle überführen
20 ml U (Metaboliten)

N Blut (Hintergrundbelastung Obergrenze): bis 2,0 µg/l
Arbeitsmedizin: AEW: bis 1000 µg/l
Urin Angaben zur Hintergrundbelastung liegen nicht vor.
Arbeitsmedizin: AEW: bis 5,0 mg/g Kreatinin (nachgewiesen als Trichloressigsäure)

Zusätzliche Informationen:
Chlorkohlenwasserstoffe S. 152
Lösungsmittel, organische S. 170

Tetrachlormethan (Tetrachlorkohlenstoff, Tetra, CCl_4) i.B./i.U.

K Aufnahme vorwiegend inhalativ. Haut- und schleimhautreizend. **Akut:** konzentrationsabhängig unspezifische Sofortwirkung auf das ZNS im Sinne einer Pränarkose-Kater-Symptomatik bis hin zu protrahierter Narkose. Auch in geringen Konzentrationen akut wie chronisch ausgesprochen hepato-, nephro- und neurotoxisch (v.a. zentralnervöse Schäden).

V Früher Anwendung als Lösungs- und Feuerlöschmittel. Lösungsmittel, gummi- und metallverarbeitende Industrie, Fettextraktionsmittel in der pharmazeutischen Industrie.

B Dampfr. GC-ECD

M 2 ml B in Stechampulle überführen
20 ml U

N Hintergrundbelastung Durchschnittswerte:
Blut: bis 0,2 µg/l
Urin: bis 0,2 µg/l

Zusätzliche Informationen:
Chlorkohlenwasserstoffe S. 152
Lösungsmittel, organische S. 170

Thallium i.B./i.U./im Haar

K Aufnahme vorrangig oral, aber auch perkutan und inhalativ. Speicherung in Muskeln, Knochen, Nieren. Akut zunächst Erbrechen, nach Intervall von 2–4 Tagen Obstipation, Koliken, Polyneuropathien, Myokardschädigung, Schlaflosigkeit, gesteigerte Reizbarkeit, Psychosen, epileptische Anfälle, zentrale Lähmungen, Hirnnervenbeteiligung, Haarausfall. Chronische Verläufe sind selten, werden von extrapyramidalen Störungen dominiert.

V Schädlingsbekämpfungsmittel, bestimmte Leuchtfarben, Bestandteil von Spezialgläsern und Tieftemperaturthermometern. In der Medizin Thalliumszintigraphie.

B GF-AAS

M 5 ml EDTA-B
20 ml U
0,5–1 g Haar

N

Blut:	Angaben zur Hintergrundbelastung liegen nicht vor. Nach einigen Autoren: < 0,6 µg/l Arbeitsmedizin: < 1,0 µg/l (AEW)	
Urin:	Hintergrundbelastung:	Obergrenze:
	< 0,1–0,3 µg/l	< 1,0 µg/l
	< 0,1–0,3 µg/g Kreatinin	< 1,0 µg/g Kreatinin
Haar:	< 0,02 µg/g	

Theophyllin i.S.

I Therapiekontrolle

V Bronchospasmolytikum

B FPIA/HPLC

M 1 ml S

N therapeutischer Bereich: 8–20 µg/ml (Erwachsene, Kinder)
6–11 µg/ml (Frühgeborene)

Toluol i.B./i.U.

K Aufnahme vorwiegend inhalativ oder perkutan. Haut- und schleimhautreizend. **Akut:** konzentrationsabhängig unspezifische Sofortwirkung auf das ZNS im Sinne einer Pränarkose-Kater-Symptomatik bis hin zu protrahierter Narkose. Durch Benzolverunreinigungen chronisch hämatologische Veränderungen bis hin zur akuten myeloischen Leukämie, durch n-Hexan-Beimischung u.U. neurotoxische Wirkung möglich, bei Reinsttoluol bisher nicht beobachtet.

V Ausgangsstoff für die Produktion anderer Chemikalien (z.B. Benzol, Phenol), Lösungsmittel für Fette, Gummi, Farben und Polituren. Anwendung in der Druckindustrie als Reinsttoluol. Bestandteil von Motorkraftstoffen.

B Blut: GC-FID
Urin: HPLC-UV

M 2 ml B in Stechampulle überführen
20 ml U (Metaboliten)

N Blut (Hintergrundbelastung Obergrenze):
bis 3,0 µg/l (Nichtraucher)
bis 5,0 µg/l (Raucher)
Urin: bis 300 µg/g Kreatinin (nachgewiesen als o-Kresol)
bis 1,5 g/g Kreatinin (nachgewiesen als Hippursäure)

Zusätzliche Informationen:
Benzol i.B./i.U. S. 148
Benzolhomologe S. 149
Chlorkohlenwasserstoffe S. 152
Lösungsmittel, organische S. 170

1,1,1-Trichlorethan (Methylchloroform) i.B./i.U.

K Aufnahme vorwiegend inhalativ oder perkutan. Haut- und schleimhautreizend. Lokal Kälteschäden an der Haut. Akut konzentrationsabhängig unspezifische Sofortwirkung auf das ZNS im Sinne einer Pränarkose-Kater-Symptomatik bis hin zu protrahierter Narkose. Todesfälle werden beschrieben. Sensibilisiert das Myokard gegenüber endogenen und exogenen Katecholaminen. Wird kaum metabolisiert, sondern fast unverändert abgeatmet, daher wenig hepato- und nephrotoxisch.

V Metallreinigung, -entfettung, Schmier- und Kühlmittel in der Stahlverarbeitung, Schuhpolitur, Fleckenentferner in der Textilindustrie und in chemischen Reinigungen, Lösungsmittel, Nutzung in Klebstoffen. Seit FCKW-Halon-Verbotsverordnung Verwendung in Deutschland stark eingeschränkt.

B GC/MS

M 2 ml B in Stechampulle überführen
20 ml U

N Blut (Hintergrundbelastung Obergrenze): bis 2,0 µg/l
Urin: Angaben zur Hintergrundbelastung liegen nicht vor.
Arbeitsmedizin:
AEW: 30 mg/g Kreatinin (nachgewiesen als 1,1,1-Trichlorethanol)
AEW: 10 mg/g Kreatinin (nachgewiesen als 1,1,1-Trichloressigsäure)
AEW: 40 mg/g Kreatinin (nachgewiesen als 1,1,1-Trichlorethanol u. 1,1,1- Trichloressigsäure)

Zusätzliche Informationen:
Chlorkohlenwasserstoffe S. 152
Lösungsmittel, organische S. 170

Trichlorethen (Trichlorethylen, Tri) i.B./i.U.

K Aufnahme vorwiegend inhalativ oder perkutan. Haut- und schleimhautreizend. Lokal Kälteschäden an der Haut. **Akut:** konzentrationsabhängig unspezifische Sofortwirkung auf das ZNS im Sinne einer Pränarkose-Kater-Symptomatik bis hin zu protrahierter Narkose. Todesfälle werden beschrieben. Sensibilisiert das Myokard gegenüber endogenen und exogenen Katecholaminen. **Chronisch:** konzentrationsabhängig neurotoxisch (zentralnervöse Störungen mit Kopfschmerzen, Schlafstörungen, bis hin zu hirnorganischem Psychosyndrom), Störungen von Leber- und Nierenfunktion, kanzerogen.

V Kommt natürlicherweise nicht vor. Hauptanwendungsbereiche: Metallentfettung, -reinigung, Extraktionsmittel, Lackherstellung. Anwendung im häuslichen Bereich kommt vor. Wegen seiner toxischen Eigenschaften wurde die Anwendung in den letzten Jahren in Deutschland stark eingeschränkt.

B GC-ECD

M 2 ml B in Stechampulle überführen
20 ml U

N Blut (Hintergrundbelastung Obergrenze): bis 0,5 µg/l
Urin: Angaben zur Hintergrundbelastung liegen nicht vor.
Arbeitsmedizin:
AEW: bis 150 mg/g Kreatinin (nachgewiesen als Trichlorethanol)
AEW: bis 75 mg/g Kreatinin (nachgewiesen als Trichloressigsäure)

→ Trichlorethen-Messungen in Blut und Atemluft erlauben nur in den ersten Stunden post expositionem eine sichere quantitative Aussage. Danach sind sie nur von qualitativer Bedeutung und bestätigen allenfalls eine stattgehabte Exposition. Die Messungen der Metaboliten Trichlorethanol (TCE) und Trichloressigsäure (TCA) im Urin erlauben wegen ihrer Halbwertszeit von 12 bis 50 Stunden auch noch 12 Stunden nach Exposition eine gewisse quantitative Aussage.

Zusätzliche Informationen:
Chlorkohlenwasserstoffe S. 152
Lösungsmittel, organische S. 170

3

Trichlormethan (Chloroform) i.B/i.U.

K Aufnahme vorwiegend inhalativ oder perkutan. Haut- und schleimhautreizend. Lokal Kälteschäden an der Haut. **Akut:** konzentrationsabhängig unspezifische Sofortwirkung auf das ZNS im Sinne einer Pränarkose-Kater-Symptomatik bis hin zu protrahierter Narkose. **Chronisch:** hepatotoxisch, nephrotoxisch, kardiotoxisch.

V Früher Anwendung als Inhalationsnarkotikum, heute noch Anwendung als Fettextraktionsmittel. Exposition der Allgemeinbevölkerung vor allem durch gechlortes Badewasser (Trihalomethanbildung).

B Blut: Dampfr.-GC
Urin (Oxathiazolidin-Carbonsäure): HPLC-UV

M 2 ml B in Stechampulle überführen
20 ml U

N Blut (Hintergundbelastung Durchschnittswert): bis 100 µg/l
Urin: bis 100 µg/l (nachgewiesen als Oxathiazolidin-Carbonsäure)

Zusätzliche Informationen:
Chlorkohlenwasserstoffe S. 152
Lösungsmittel, organische S. 170

Vancomycin i.S.

I Therapiekontrolle

V Peptid-Antibiotikum

B	HPLC	
M	2 ml S	
N	therapeutischer Talwert:	5–10 µg/ml
	therapeutischer Spitzenwert:	30–40 µg/ml
	toxisch:	über 80 µg/ml

Wismut (Bismut) i.B./i.U.

K **Akut:** Übelkeit, Erbrechen, Diarrhöen, Koliken. Gastrointestinale Symptome. **Chronisch:** Enzephalopathien beschrieben.

V Überwiegend zur Herstellung niedrigschmelzender Legierungen verwendet. Medizin gelegentlich noch als Adstringens, Antiseptikum und Antibiotikum. Zahnmedizin Wurzelfüllungen, Kosmetika.

B GF-AAS

M 5 ml EDTA-B
20 ml U

N Hintergrundbelastung Durchschnittswerte:
Blut: bis 2,0 µg/l
Urin: bis 10 µg/Tag

Xylole (Dimethylbenzole) i.B/i.U.

K Aufnahme vorwiegend inhalativ oder perkutan. Haut- und schleimhautreizend. Lokal Kälteschäden an der Haut. **Akut:** konzentrationsabhängig unspezifische Sofortwirkung auf das ZNS im Sinne einer Pränarkose-Kater-Symptomatik bis hin zu protrahierter Narkose. **Chronisch:** konzentrationsabhängig Kopfschmerzen, Reizbarkeit, Schlaf- und Verdauungsstörungen. Hepato-, nephro- und hämatotoxische Wirkungen werden diskutiert, möglicherweise auf Verunreinigungen mit Benzol zurückzuführen.

V o-, m- und p-Xylol häufigste Lösungsmittel in Farben, Lacken und Klebstoffen. Zusatz für klopffeste Kraftstoffe, daher Raffinerien, Tankstellen und Kraftfahrzeuge wesentliche Emissionsquellen.

B Blut: GC-ECD
Urin: HPLC-UV

M 2 ml B in Stechampulle überführen
20 ml U

N	Blut:	Hintergrundbelastung Durchschnittswert:	Hintergrundbelastung Obergrenze:

	bis 1,5 µg/l	bis 5,0 µg/l
Urin:	Hinweise zur Hintergrundbelastung liegen nicht vor.	
	Arbeitsmedizin:	
	AEW: bis 1,5 g/g Kreatinin	(nachgewiesen als Tolursäuren)

Zusätzliche Informationen:

Benzolhomologe S. 149
Chlorkohlenwasserstoffe S. 152

Anhang

Giftinformationszentren in der Bundesrepublik Deutschland, Österreich und der Schweiz

In der Regel haben fast alle Giftnotrufe auch eine eigene Homepage im Internet mit vielen Detailinformationen und Querverweisen. Da sich deren Anschriften oder die Zugriffsmöglichkeiten zu den betreffenden Servern schnell ändern können, empfiehlt sich für die deutschsprachigen Zentren folgende Anschrift: http://www.giftnotruf.de/d-zentr.htm
Von hier besteht die Möglichkeit zur Weiterleitung zu den regionalen Giftinformationszentren.

Berlin	Landesberatungsstelle für Vergiftungserscheinungen und Embryonaltoxikologie, Spandauer Damm 130, 14050 Berlin, Tel.: 030-19240, Fax: 030-30686721
	Giftberatung Virchow-Klinikum, Med. Fakultät der Humboldt-Univ.. zu Berlin, Abt. Innere Medizin, Station 43, Augustenburger Platz 1, 13353 Berlin, Tel.: 030-45053555, Fax: 030-45053909
Bonn	Informationszentrale für Vergiftungen, Zentrum für Kinderheilkunde der Rheinischen Friedrich-Wilhelm-Universität, Adenauerallee 119, 53113 Bonn, Tel.: 0228-19240, Fax: 0228-2873314
Erfurt	Gemeinsames Giftinformationszentrum der Länder Mecklenburg-Vorpommern, Sachsen, Sachsen-Anhalt und Thüringen, Nordhäuser Straße 74, 99089 Erfurt, Tel.: 0361-730730, Fax: 0361-7307317
Freiburg	Universitätsklinik Freiburg, Informationszentrale für Vergiftungen, Mathildenstrasse 1, 79106 Freiburg, Tel.: 0761-19240, Fax: 0761-2704457
Göttingen	Giftinformationszentrum (GIZ-Nord) - Zentrum für Pharmakologie und Toxikologie, Robert-Koch-Straße 40, 37075 Göttingen, Tel.: 0551-19240, 0551-383180, Fax: 0551-3831881
Homburg	Informations- und Beratungszentrum für Vergiftungen - Klinik für Kinder- und Jugendmedizin, Universitätsklinik für Kinder- und Jugendmedizin, Geb. 9, 66424 Homburg/Saar, Tel.: 06841-19240, 06841-168315, Fax: 06841-168314

Mainz	Beratungsstelle bei Vergiftungen, Klinische Toxikologie der II. Medizinische Klinik der Universität Mainz (Giftinfo Mainz), Langenbeckstraße 1, 55131 Mainz, Tel.: 06131-19240, 06131-232466, Fax: 06131-232468
München	Giftnotruf München, Toxikolog. Abt. der II. Med. Klinik rechts der Isar der Technischen Universität München, Ismaninger Straße 22, 81675 München Tel.: 089-19240, Fax: 089-41402467
Nürnberg	II. Med. Klinik des Städt. Krankenhauses Nürnberg Nord, Toxikologische Intensivstation, Flurstraße 17, 90419 Nürnberg, Tel.: 0911-398 2451, Fax: 0911-398 2205
Wien	Vergiftungsinformationszentrale, Allgemeines Krankenhaus, Währinger Gürtel 18-20, A-1090 Wien, Tel.: 0043-222-4064343
Zürich	Schweizerisches Toxikologisches Informationszentrum, CH-Zürich, Tel.: 0041(0)12516666

4 Infektionsdiagnostik

Infektionen mit klinischer Symptomatik können beim Menschen durch etliche Bakterien, Viren, Pilze und Protozoen verursacht werden. Neben obligat pathogenen kommen auch fakultativ pathogene Erreger vor, die erst bei Vorliegen bestimmter Voraussetzungen (z.B. Immunsuppression, Kachexie, Plasmidaufnahme, Erregerselektion) Krankheitserscheinungen bewirken. In diesem Kapitel werden sowohl Mikroorganismen vorgestellt, die in Mitteleuropa autochthon auftreten, als auch Keime, die im Rahmen der Reisemedizin Bedeutung haben und nach Mitteleuropa importiert werden können. Es werden jeweils Hinweise zu klinischen Krankheitsbildern, Erregerherkunft und Übertragungsweg gegeben. Bei einzelnen Erregern hat der indirekte Nachweis über die spezifische Antikörperreaktion eine wichtige Bedeutung. Hierfür wird unter dem jeweiligen Erregernamen der Verlauf der Immunreaktion graphisch dargestellt. Der Bezug vom Krankheitsbild zu den dafür relevanten Erregern kann über das Register hergestellt werden, in dem alle hier aufgeführten Krankheitsbilder verzeichnet sind.
Um das für die Untersuchung geeignete Material entnehmen zu können, ist eine vorherige Rücksprache mit dem Laboratorium zu empfehlen. Dabei können folgende Angaben hilfreich sein:

- klinische Symptome
- Zeitpunkt des Auftretens der ersten Symptome
- mögliche Infektionsquelle
- möglicher Infektionszeitpunkt
- Auslandsaufenthalte

Actinomyces israelii

K Die durch den Erreger verursachte Aktinomykose tritt überwiegend als Abszess in der Zervikofazialregion, gelegentlich aber auch im Abdominalbereich und im Uterus auf. Weitere Erkrankungsformen sind Pneumonie und Periodontitis, die in den Nasopharyngealraum wandern kann.

Ü Das Bakterium ist ein Kommensale der Mundhöhle und tritt gelegentlich auch in Darm und Genitaltrakt auf. Die Infektion ist in der Regel endogenen Ursprungs.

B Mikroskopie
Kultur
Serologie

Adenoviren

K Die Erkrankung verläuft in Abhängigkeit vom Typ akut als respiratorisches Syndrom – evtl. sogar als Pneumonie – oder als Keratokonjunktivitis. Vorwiegend bei Kindern kommt es zu einer akuten fieberhaften Pharyngitis oder einer Gastroenteritis.

Ü Akut oder latent infizierte Menschen (vorwiegend in Tonsillen, aber auch in Schleimhäuten von Nasopharyngeal-, Bronchial- und Gastrointestinaltrakt) übertragen die Erreger auf dem Wege der Tröpfchen- bzw. Schmierinfektion.

B Antigennachweis aus Stuhl (bei Enteritis)
Serologie

Amöben

Siehe unter:
Entamoeba histolytica S. 208

Ancylostoma duodenale

Siehe unter:
Hakenwürmer S. 214

Anisakis (Heringswurm)

K Typische Symptome sind Fieber und kolikartige Intestinalbeschwerden durch eosinophile Darmwandgranulome.

Ü Bei dieser Zoonose von Meerestieren ist der Mensch nach Verzehr halbroher Seefische nur Fehlwirt des Helminthen.

B Serologie
Hämatologie (Eosinophilie)

Ascaris lumbricoides (Spulwurm)

K Der Helminth verursacht gastrointestinale Störungen bis hin zum Ileus sowie durch Lungenwanderung ein eosinophiles Infiltrat und allergische Dermatosen.
Ü Die weltweit in kontaminierten Nahrungsmitteln und Wasser vorkommenden Eier werden oral aufgenommen.
B Mikroskopie
Hämatologie (Eosinophilie)

Aspergillus-Arten

K Insbesondere A. fumigatus verursacht eine Pneumonie (Aspergillom), A. niger eine Otomykose. Möglich sind auch Nagelmykosen. Bei immunsuppressiver Therapie kann es zur disseminierten Aspergillose kommen.
Ü Die Schimmelpilze kommen ubiquitär vor und vermehren sich insbesondere im feuchten Milieu und bei Anwesenheit von organischem Material. Die Pilzsporen führen zur aerogenen Infektion.
B Mikroskopie
Kultur
Serologie
Histologie

Bacillus anthracis

K Der Erreger verursacht Haut-, Lungen- und Darmmilzbrand.
Ü Der Mensch nimmt die ubiquitär im Erdboden auftretenden, äußerst resistenten Bakteriensporen entweder durch Inhalation oder über Hautläsionen auf; die orale Aufnahme ist selten.
B Mikroskopie
Kultur
→ Weitere Bacillus-Arten verursachen verschiedene Erkrankungen wie Endokarditis, Osteomyelitis, Peritonitis oder Pneumonie. B. cereus ist Erreger von Lebensmittelintoxikationen.

Bacteroides fragilis

K Der Anaerobier verursacht schwerwiegende Erkrankungsformen: Peritonitis, Sepsis, Pyometra, Hirnabszess, Meningitis.

Ü Der Keim ist darmständig und verursacht endogene Infektionen.

B Kultur

→ Anaerobes Transportmedium verwenden.

Balantidium coli

K Der Ziliat verursacht eine ruhrartige Erkrankung, gelegentlich kommt es auch zu Dickdarmulzerationen.

Ü Die weltweit im Dickdarm von Hausschweinen und selten auch bei Wildtieren vorkommenden Zysten werden vom Menschen peroral aufgenommen.

B Mikroskopie

Bandwürmer (Zestoden)

Siehe unter:
Diphyllobotrium latum S. 207
Echinococcus-Arten S. 208
Taenia-Arten S. 236

Blastocystis hominis

K Gelegentlich werden von dieser Sporozoenart Darmstörungen verursacht.

Ü Der noch nicht klassifizierte Einzeller ist ein Bewohner des menschlichen Dickdarms und wird in einem Viertel der normalen Stühle nachgewiesen. Übertragungsweg bzw. Infektionsmechanismen sind noch nicht bekannt.

B Mikroskopie

Blastomyces dermatitidis

K Als primäres Krankheitsbild der nordamerikanischen Blastomykose kommt es zur Lobärpneumonie. Extrapulmonal streut der Erreger hämatogen in verschiedene Organe, am häufigsten in die Haut.

Ü Der Pilz tritt überwiegend in Nordamerika auf und wird aerogen in den Menschen übertragen.

B Mikroskopie
Kultur
→ Bebrütungsdauer: 1–4 Wochen.
Serologie
→ Bewohner von Endemiegebieten haben häufig Durchseuchungstiter.

Bordetella-Arten

K B. pertussis und – in milderer Form – B. parapertussis verursachen den Keuchhusten, B. bronchiseptica eine Pneumonie.

Ü Aus dem Respirationstrakt des Menschen (B. pertussis, B. parapertussis, B. bronchiseptica) bzw. auch von Tieren (B. bronchiseptica) kommt es zur Tröpfcheninfektion.

B Kultur
Serologie
Polymerase-Kettenreaktion

Antikörpernachweise bei B. pertussis-Infektion: s. Abb. 4.1, S. 200

Borrelia burgdorferi

K Erste klinische Symptome einer Borreliose sind Erythema chronicum migrans (ECM) und Arthritis. Protrahiert kommt es zu Neuroborreliose, Acrodermatitis chronica atrophicans und Myoperikarditis.

Ü Die Spirochäten kommen weltweit in Zecken vor und werden durch Zeckenbiß – in Mitteleuropa saisonal gehäuft in Frühjahr, Sommer und Herbst – auch auf den Menschen übertragen.

B Serologie
Polymerase-Kettenreaktion (nRT-PCR)

Antikörpernachweise bei Borellia-burgdorferi-Infektion: s. Abb. 4.2, S. 200

Branhamella catarrhalis

K Bronchitis

Ü Endogene Infektion durch das als Kommensale der Nasen-Rachen-Schleimhaut beim Menschen vorkommende Bakterium.

B Kultur

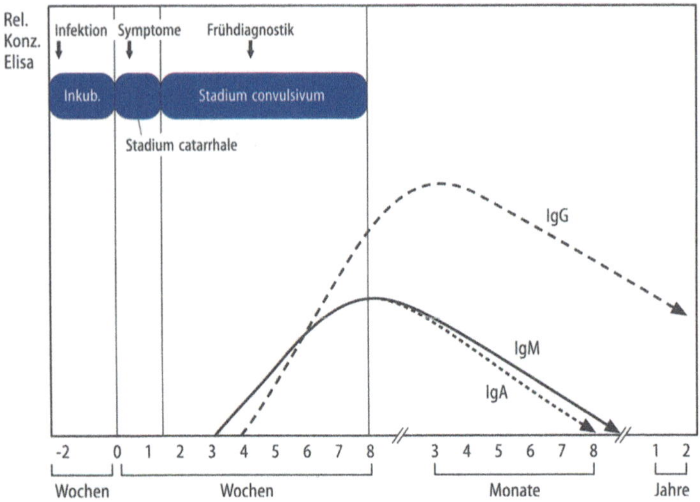

Abb. 4.1: **Antikörpernachweise bei B. pertussis-Infektion**

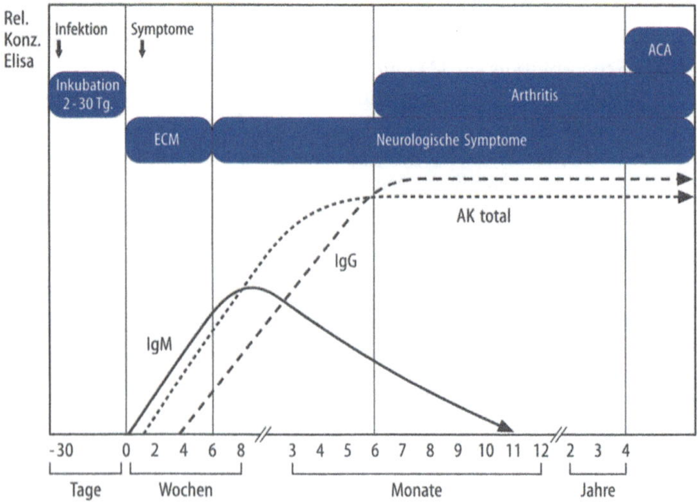

Abb. 4.2: **Antikörpernachweise bei Borellia-burgdorferi-Infektion**

Brucella-Arten

K Die akute Brucellose (M. Bang) zeigt die Symptome Fieber, Übelkeit und Nachtschweiß. Bei der chronischen Erkrankung kommt es zu intermittierend hohem Fieber, Hepatosplenomegalie und chronischen Organmanifestationen.

Ü Natürlicher Standort der verschiedenen Arten ist der Urogenitaltrakt von Rindern (B. abortus), Schweinen (B. suis), Ziegen und Schafen (B. melitensis). Durch Urin, Fäzes und Milchprodukte dieser Tiere kommt es beim Menschen zu Infektionen über Hautläsionen sowie Schleimhäute der Konjunktiven und des Magen-Darm-Trakts.

B Kultur
Serologie

Brugia malayi/timori

Siehe unter:
Wuchereria bancrofti S. 240

Campylobacter-Arten

K C. jejuni, C. coli und C. fetus verursachen eine Enterokolitis mit wässrig-schleimiger, z. T. blutiger Diarrhö, C. fetus auch eine Neugeborenenmeningitis und einen septischen Abort.

Ü Die Erreger kommen bei Schweinen (C. coli), Geflügel (C. jejuni), Rindern und Schafen (C. fetus) vor und werden durch Verzehr kontaminierten Fleisches oder Schmierinfektion auf den Menschen übertragen.

B Kultur
Serologie

Candida albicans

K Je nach betroffenem Organ kommt es zu Mundsoor, Soorösophagitis, Vulvovaginitis, Balanitis, Dermatomykose oder Nagelmykose, aber auch zu systemischer Organmykose.

Ü Der Sprosspilz kommt in geringer Menge auf den Schleimhäuten des menschlichen Orogastrointestinaltraktes als Bestandteil der

Standortflora vor. Außerhalb des Menschen überlebt er in feuchter Umgebung nur kurz. Am ehesten handelt es sich – insbesondere bei Immunminderung – um eine endogene Keimausbreitung, seltener um eine exogene Infektion.

B Kultur
Mikroskopie
Serologie

→ Derartige Infektionen werden auch durch andere Candida-Arten verursacht. Deshalb ist eine Speziesdifferenzierung erforderlich.

→ Bei Candida-Infektionen auch an Immunsuppression (z.B. AIDS, Tumor, Diabetes mellitus) denken.

Chlamydia-Arten

K Je nach Art des Erregers kommt es zu folgenden klinischen Bildern:

- C. trachomatis:
  Trachom, Konjunktivitis, Urethritis mit aszendierenden Infektionen (Lymphogranuloma venereum), reaktive Arthritis, peripartale Infektion
- C. psittaci:
  interstitielle Pneumonie (Ornithose), evtl. mit Hepatosplenomegalie
- C. pneumoniae:
  Bronchitis, Pharyngitis

Ü Reservoir für C. trachomatis und C. pneumoniae ist ausschließlich der Mensch, bei ersterer insbesondere dessen Genitaltrakt.
C. psittaci kommt vor allem bei Vögeln, gelegentlich auch bei Säugetieren vor. Durch Schmier- (C. trachomatis) und Tröpcheninfektion (C. psittaci) werden die Erreger übertragen.

B Kultur
Mikroskopie
Serologie
Polymerase-Kettenreaktion

Cholera-Vibrionen

K Infolge massiver Diarrhö (Reiswasserstühle) und Erbrechen kommt es zu Kreislaufkollaps und unbehandelt in der Regel zum Tod des Patienten.

Ü Die Bakterien gelangen durch orale Flüssigkeitsaufnahme aus kontaminierten Flüssen und Süßwasserseen in den Menschen.

B Kultur
→ Bei längerer Transportdauer Stuhlprobe in alkalisches Peptonwasser geben.
Mikroskopie

Clonorchis sinensis/Opisthorchis felineus

K Die Wurminfektion äußert sich nach Erreichen des Adultenstadiums mit Gallengangs- und Gallenblasenentzündungen, Hepatomegalie, gelegentlich tritt eine Leberzirrhose auf. Bei chronischem Befall kann es zu einem Gallengangskarzinom kommen.

Ü Süßwasserschnecken und -fische sind in Ost- und Südostasien sowie herdförmig in Europa Zwischenwirte der Würmer. Zur Übertragung in den Menschen kommt es durch Genuss rohen Fischfleisches.

B Mikroskopie

Clostridium botulinum

K Das Bakterium verursacht die als Botulismus bezeichneten, durch das Toxin des Erregers verursachten fortschreitenden, nerval bedingten Muskellähmungen mit möglicher Todesfolge.

Ü Der strikt anaerobe Keim kommt ubiquitär in der Natur vor. Bei Säuglingen ist eine Darmbesiedlung mit enteraler Toxinbildung möglich (sog. Kindlicher Botulismus). Üblicherweise wird das Botulinumtoxin jedoch über insbesondere in Konserven aufbewahrte Speisen aufgenommen.

B Tierversuch (Toxinnachweis)
Kultur (Erregernachweis im Nahrungsmittel)

Clostridium difficile

K Pseudomembranöse Colitis (auch: antibiotikaassoziierte Kolitis)

Ü Der Erreger kommt im Boden und im Darm von Tier und Mensch vor. Zur Kolitis kommt es durch selektionsbedingte endogene Infektion, häufig nach Antibiotikatherapie.

B Kultur
Toxinnachweis

Clostridium perfringens

K Die Krankheitsformen sind toxinbedingt: Myonekrose (Gasbrand), nekrotisierende Pneumonie, gangränöse Cholezystitis, Enteritis necroticans („Darmbrand“, vorwiegend bei Kindern), Lebensmittelvergiftung.

Ü Der Anaerobier tritt ubiquitär im Boden und im Darm von Mensch und Säugetieren auf. Neben der endogenen kommt es auch zur exogenen Infektion durch Wundkontamination.

B Kultur
Mikroskopie

Clostridium tetani

K Beim Vollbild der Erkrankung kommt es zu massiven tonisch-klonischen Krämpfen der Muskulatur, in vielen Fällen mit Todesfolge.

Ü Der Anaerobier lebt im Darm von Tier und Mensch sowie ubiquitär in der Umwelt. Überwiegend kommt es zur exogenen Infektion über Wunden und Nabelschnurrest; möglich ist aber auch die endogene Infektion z.B. nach Darmoperation.

B Kultur
Toxinnachweis
→ Entnahme vor Antitoxingabe erforderlich.
Serologie (nur für Immunstatus nach Impfung, s. S. 284)

Coccidioides immitis

K Der Krankheitsverlauf ist meist inapparent bzw. gutartig. Klinische Manifestationen können Lungenkokzidioidomykose und gelegentlich Meningitis sowie Knochen- und Hautbefall sein.

Ü Pilzsporenhaltiges, vom Boden kommendes Material wird inhaliert.

B Kultur
Mikroskopie
Serologie

Corynebacterium diphtheriae

K Toxinbildende Bakterien führen zur Rachen- bzw. Wunddiphtherie, evtl. mit systemischer Intoxikation von Herz, Nieren und Nervensystem.

Ü Der Erreger kommt auf Schleimhäuten und in Wunden von Menschen vor und wird damit durch Tröpfcheninfektion oder direkten Kontakt übertragen.

B Kultur mit anschließendem Toxinnachweis
Serologie (für Immunstatus nach Impfung, s. S. 281)

Coxsackie-Viren

K Verschiedene Organe können mit Herpangina, Exanthem, aseptischer Meningitis, lymphatischer Pharyngitis, Pneumonie (insbesondere bei Kindern), Hepatitis und Pankreatitis betroffen sein. Eine Myokarditis ist bei Säuglingen mit hoher Letalität behaftet.

Ü Reservoir ist ausschließlich der Mensch. Fäkal-oral und aerogen wird der Erreger weitergetragen.

B Kultur
Serologie

Coxiella burnetii

K Bei der akuten Form tritt ein grippeähnliches Krankheitsbild oder eine atypische Pneumonie und/oder eine Hepatitis auf. Bei der chronischen Erkrankung kommt es zur subakuten Endokarditis.

Ü Die Rickettsien kommen weltweit mit breitem Wirtsspektrum vor: Zecken, Nagetiere, Wild, Vögel, Haustiere und gelegentlich der Mensch. Dieser infiziert sich durch Kontakt mit infizierten Tieren, insbesondere durch Inhalation erregerhaltiger Stäube („Schafschererkrankheit") und Verzehr kontaminierter Milch.

B Serologie

Cryptococcus neoformans

K Nach dem primären Lungenbefall kommt es sekundär zur Streuung in ZNS, Lymphknoten, Niere und Haut. Der Verlauf ist meist mild.

Ü Der Hefepilz tritt ubiquitär auf, häufig in Taubenexkrementen, und wird aerogen übertragen.

B Kultur
Mikroskopie
Serologie

Cryptosporidium

K Der durch das Sporozoon verursachte wässrige Durchfall ist nur kurzdauernd, bei Immunschwäche hingegend langanhaltend oder intermittierend.

Ü Natürlicher Standort ist der Verdauungstrakt von Haus- und Nutztieren. Fäkal-oral, aber auch von Mensch zu Mensch kommt es zur Übertragung.

B Mikroskopie

Cytomegalie-Virus (CMV)

K Pränatale Infektion führt u.a. zu Chorioretinitis, Mikrozephalie, Optikusatrophie und Schwerhörigkeit (unabhängig von der Schwangerschaftswoche). Die postnatale Infektion verläuft häufig klinisch inapparent, gelegentlich mit Pneumonie, Begleit-Hepatitis, Mononukleose-ähnlicher Erkrankung oder Polyradikulitis Guillain-Barre.

Ü Keimreservoir ist mit hoher Durchseuchungsrate ausschließlich der Mensch. Übertragen wird der Erreger mittels Tröpfcheninfektion, Schmierinfektion, diaplazentar und bei Organtransplantation oder Bluttransfusion.

B Serologie
Kultur
Polymerase-Kettenreaktion

Antikörpernachweise bei CMV-Infektion: s. Abb. 4.3 S. 207

Dengue-Virus

K Es kommt zu biphasischem Fieberverlauf, Exanthem, Myalgien, Arthralgien und evtl. einer Lymphadenopathie. Schwerwiegend verlaufen das hämorrhagische Denguefieber und das Dengue-Schock-Syndrom.

Ü Vom Menschen als einzigem Reservoir (vor allem Mittel- und Südamerika, Westafrika, indischer Subkontinent, Südostasien, Pazifikraum) wird das Virus durch Stechmücken (Aedes-Arten) weitergetragen.

B Serologie

Diphyllobothrium latum (Fischbandwurm)

K Mattigkeit und Schwindel, evtl. auch megaloblastäre Anämie

Ü Der Wurm kommt im Darm von Mensch, Hund, Katze und Fuchs vor. Aufgenommen wird er beim Verzehr finnenhaltiger, ungekochter Fische, die über erregerhaltigen Kot infiziert wurden.

B Mikroskopie
Hämatologie (Anämienachweis)

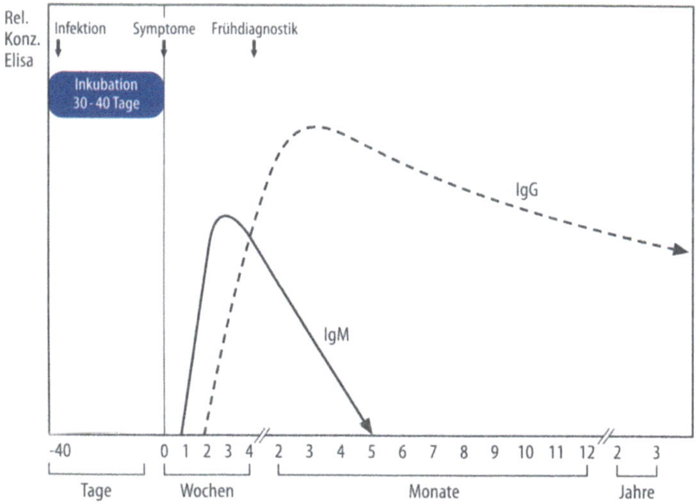

Abb. 4.3: **Antikörpernachweise bei CMV-Infektion**

Echinococcus-Arten (Hunde-, Fuchs-, Katzenbandwurm)

K Die klinischen Symptome der Infektion sind von der Art des Wurmes abhängig:
- E. granulosus:
  langsam wachsende Zyste (vor allem in der Leber) mit Verdrängungserscheinungen, z.B. Verschlußikterus
- E. multilocularis:
  netzartig infiltrierendes und metastasierendes Wachstum (in der Regel beginnend in der Leber) mit zunehmender Funktionseinschränkung des betroffenen Organs

Ü Natürlicher Standort von E. granulosus ist der Darm des Hundes, von E. multilocularis der Darm von Fuchs und Katze. Über verunreinigte Waldbeeren und Pilze erfolgt die Aufnahme der Eier durch den Menschen.

B Serologie
Hämatologie (Eosinophilie)

ECHO-Viren

K Das grippeähnliche Krankheitsbild geht gelegentlich mit Exanthem und Diarrhö einher, eher selten mit Meningitis oder Enzephalitis.

Ü Die Viren befinden sich im Nasen-Rachen-Raum sowie im Darmkanal des Menschen und werden somit durch Tröpfchen- und Schmierinfektion übertragen.

B Serologie

Entamoeba histolytica (Amöbe)

K Hauptsymptom ist die sog. Amöbenruhr, die nach Aufenthalt in Ländern mit niedrigem Hygienestandard auftreten kann. Als Folgeerkrankung kann ein Leberabszess auftreten, selten der Befall anderer Organe.

Ü Die Protozoen finden sich im menschlichen Darm sowie in Wasser und verunreinigtem Gemüse/Salat. Zur möglichen Infektion kommt es durch orale Aufnahme der Zysten.

B Mikroskopie
→ Erforderlich ist körperwarmer Stuhl; in kaltem Stuhl ist nur der Zystennachweis möglich.
Serologie

Entero-Viren

Siehe unter:
Coxsackie-Viren S. 205
ECHO-Viren S. 208
Hepatitis-A-Virus S. 215
Polio-Viren S. 229

Enterobius vermicularis (Oxyuris, Madenwurm)

K starker analer Juckreiz
Ü Die Würmer kommen weltweit nur im Darm des Menschen vor und werden über Schmier- und Autoinfektion (kleine Kinder) oder Ingestion eierhaltigen Staubs übertragen.
B Mikroskopie
→ Abklatschpräparat mittels Klebestreifen.

Epstein-Barr-Virus (EBV)

K Die infektiöse Mononukleose (auch: Pfeiffer'sches Drüsenfieber) zeigt folgende Symptome: Pharyngitis, Splenomegalie, Hepatitis, Exanthem, selten Milzruptur. Das EBV ist assoziiert mit Burkitt-Lymphom und Nasopharynxkarzinom.
Ü Durch direkten Kontakt mit kontaminiertem Speichel werden die primär in den Epithelzellen der Mundschleimhaut des Menschen befindlichen Viren weitergegeben.
B Serologie
→ Der Paul-Bunnell-Test ist bei Kindern häufig falsch-negativ.

Antikörpernachweise bei EBV-Infektion: s. Abb 4.4, S. 210

Erysipelothrix rhusiopathiae

K Das Erysipeloid (auch: Schweinerotlauf) erscheint als bläulich-rötliches Erythem am Infektionsort, selten mit Sepsis und Endokarditis.

Ü Das Bakterium ist ein Kommensale von Wild- und Haustieren, kommt aber auch im Erdboden vor und wird über Hautläsionen beim Umgang mit infiziertem Tiermaterial übertragen.

B Kultur

Escherichia coli (pathogene Arten)

K Abhängig von der Art kommt es zu folgenden Erkrankungen:

- Säuglingsdyspepsie:
  enteropathogene E. coli (EPEC)
- bakterielle Ruhr:
  enteroinvasive E. coli (EIEC)
- Durchfälle (z.B. Reisediarrhö):
  enterotoxinbildende E. coli (ETEC)
- hämorrhagische Kolitis, hämorrhagisch-urämisches Syndrom:
  enterohämorrhagische E. coli (EHEC)

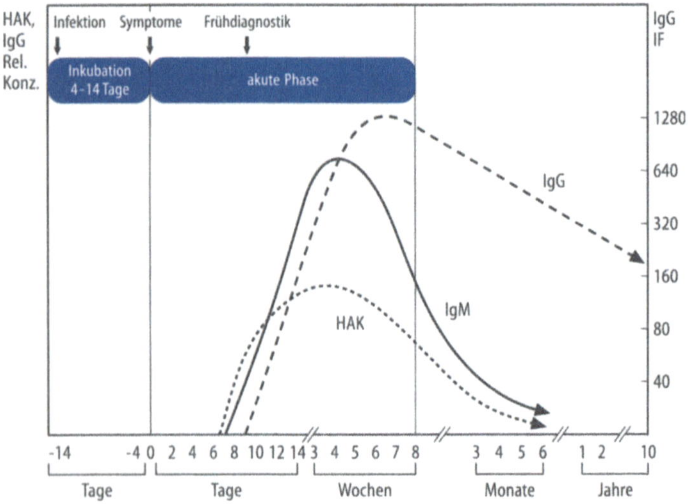

Abb. 4.4: **Antikörpernachweise bei EBV-Infektion**

Ü Alle Arten kommen überwiegend im menschlichen Darm vor, EHEC auch beim Rind und EPEC evtl. auch beim Schwein. Der Übertragungsweg ist fäkal-oral über Schmierinfektion und kontaminierte Lebensmittel.

B Kultur

Fasciola hepatica (großer Leberegel)

K Neben Anämie und Gewichtsverlust kommt es protrahiert zu Perihepatitis und Verschlussikterus.

Ü Der Wurm ist ein Parasit pflanzenfressender Tiere. Zur Infektion kommt es durch den Genuß von rohem Wassergemüse (Freilandkresse).

B Mikroskopie
→ Bei Genuss von infizierter Schafs- oder Rinderleber ist ein passagerer Einachweis ohne klinische Relevanz möglich.
Hämatologie (Eosinophilie)

Francisella tularensis (Tularämieerreger)

K Als typischer Primärkomplex der bakteriellen Infektion tritt ein tiefes Ulkus mit regional abszedierendem Lymphknoten und Fieber auf. Hämatogene Generalisation mit Todesfolge ist möglich.

Ü Natürlicherweise treten die Bakterien bei etlichen wildlebenden und domestizierten Säugetieren auf; für den Menschen wichtig ist das Vorkommen bei Hasen, Katzen und Zecken. Durch direkten Kontakt mit infizierten Tieren, Insektenstich, Aufnahme kontaminierten Wassers und Fleisches sowie auch durch Inhalation kommt es zur Übertragung.

B Kultur
Mikroskopie
Serologie

FSME-Virus (Frühsommer-Meningoenzephalitis-Virus)

K Überwiegend verläuft die Infektion mild als grippeähnliches Krankheitsbild. Die evtl. nachfolgende Meningoenzephalitis führt jedoch zu neurologischen Komplikationen und Residuen sowie in Einzelfällen zum Tod.

Ü Das natürliche Reservoir befindet sich in wildlebenden Wirbeltieren (Mäuse, Maulwürfe, Igel). Die Virusübertragung erfolgt durch infizierte Zecken und über Rohmilch infizierter Ziegen, Schafe und Kühe.

B Serologie (auch zur Bestimmung des Immunstatus, s. S. 282)

Antikörpernachweise bei FSME-Infektion: s. Abb. 4.5, unten

Fusobacterium nucleatum

K Vor allem im Mundhöhlenbereich kommt es zu Stomatitis ulcerans, Gingivitis und Periodontitis (Angina Plaut-Vincenti); seltener treten Otitis media und Sinusitis auf; in der Regel vergesellschaftet mit Treponema vincentii.

Ü Die Bakterien sind Kommensalen der Mundhöhle und treten auch in Darmtrakt und Genitalschleimhaut auf. Die Infektion ist in der Regel endogenen Ursprungs.

B Mikroskopie

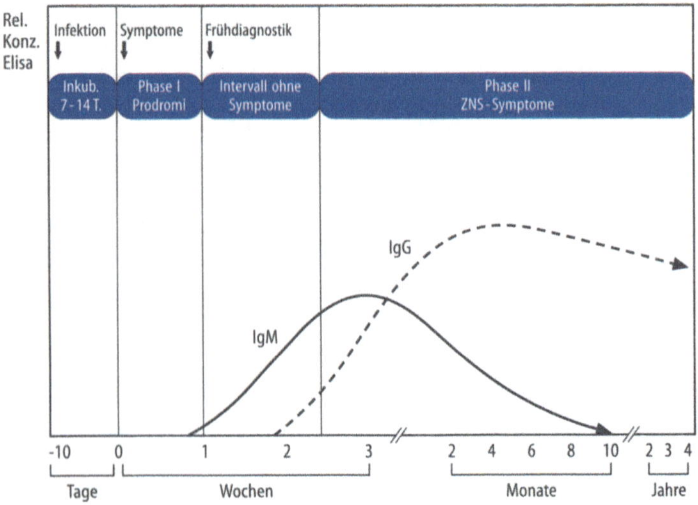

Abb. 4.5: **Antikörpernachweise bei FSME-Infektion**

Gardnerella vaginalis

K Bei infizierten Frauen treten Vaginitis, Aminkolpitis, Endometritis und postpartales Fieber auf, bei ihren Neugeborenen kann es zur Septikämie kommen.

Ü In geringer Keimzahl ist das Bakterium Kommensale der Vaginal- und weiblichen Urethralschleimhaut, so dass es zur endogenen Infektion kommt, möglicherweise zusammen mit Bacteroides- und anderen Anaerobierarten.

B Kultur
Mikroskopie

Gelbfieber-Virus

K Überwiegend kommt es zu einem grippeähnlichen Krankheitsbild. Das evtl. nachfolgende hämorrhagische Fieber mit Ikterus, Bradykardie und Niereninsuffizienz verläuft häufig tödlich.

Ü Virusreservoir sind vor allem Affen, aber auch der Mensch. Überträger sind Stechmücken.

B Serologie (Speziallabor)

Geotrichum candidum

K Gelegentlich kommt es zur Überwucherung im Darm mit fakultativer Pathogenität sowie zu Nagelmykose oder Pharyngitis. Im Respirationstrakt kann der Pilz als Sekundärbesiedlung bei bestehenden Erkrankungen auftreten.

Ü Der auf Gemüse und Früchten sowie in Milch und Milchprodukten vorkommende Schimmelpilz wird peroral über die Nahrung übertragen. Bei saprophytärem Vorkommen kommt es zur endogenen Infektion.

B Kultur
Mikroskopie

Gonokokken

Siehe unter:
Neisseria gonorrhoeae S. 226

Haemophilus ducreyi

K Das Ulcus molle (auch: weicher Schanker) ist ein schmerzhaftes weiches Geschwür mit regionärer eitriger Lymphadenitis.

Ü Die Bakterien treten bei überwiegend in tropischen Gegenden Infizierten auf und werden durch Geschlechtsverkehr übertragen.

B Kultur
Mikroskopie

Haemophilus influenzae

K Im Respirationstrakt treten Bronchitis, Pneumonie und Epiglottitis auf. Durch Streuung kommt es zu Meningitis, gelegentlich auch zu Osteomyelitis, Pyelonephritis, Pyarthros oder Perikarditis. Andere Haemophilus-Arten machen teilweise ähnliche Krankheitsbilder.

Ü Die im Respirationstrakt des Menschen vorkommenden Erreger führen zur endogenen Infektion.

B Kultur
Mikroskopie
Serologie (für Immunstatus nach Impfung, s. S. 282)

Hakenwürmer (Ancylostoma duodenale, Necator americanus)

K Eisenmangelanämie, Kachexie

Ü Überwiegend in tropischen und subtropischen Regionen sind die Würmer bei infizierten Menschen oder als Eier im Boden zu finden. Hierdurch kommt es zur perkutanen Infektion.

B Mikroskopie
Hämatologie (Eosinophilie)

Hantaan-Virus

K Das virusbedingte hämorrhagische Fieber mit renalem Syndrom (HFRS) geht einher mit interstitieller Nephritis, evtl. sogar mit Nierenversagen, Hämorrhagien und hohem Fieber. Milde Verlaufsformen sind möglich.

Ü Typischerweise kommen die Viren bei Ratten und Mäusen vor. Über Schmierinfektion oder Aerosol aus infiziertem Kot oder Urin der Tiere kommt es zur Infektion des Menschen.
B Serologie

Helicobacter pylori

K Neben der chronisch aktiven Gastritis verursacht das Bakterium auch als ein ätiologisches Agens das Ulcus ventriculi et duodeni.
Ü Durch das Vorkommen in der Magenschleimhaut des Menschen kommt es zur endogenen Infektion.
B Kultur
Serologie

Hepatitis-Viren

K Durch die verschiedenen Hepatitisviren (A, B, C, Deltaagens, E) kommt es zu ausschließlich akuten (A, E) oder auch in chronische Formen (B, C, Deltaagens) übergehenden Krankheitsverläufen. Neben Hepatomegalie, Ikterus und Transaminasenanstieg führen die chronischen Verläufe auch zu Zirrhose oder Leberzellkarzinom.
Ü Hepatits-A- und Hepatitis-E-Virus werden fäkaloral übertragen, letztere vor allem in Asien und Südamerika. Die Infektion mit Hepatitis-B- und Hepatitis-C-Virus erfolgt parenteral durch Blut und Blutprodukte sowie Körpersekrete (Sperma bei Hepatitis-B-Virus). Das Deltaagens benötigt als Viruspartikel HBs-Antigen des Hepatitis-B-Virus zur Vermehrung. Weitere Hepatitiden werden vermutlich durch andere Viren verursacht, die überwiegend enteral übertragen werden.
B Antigennachweis
Serologie (auch zum Nachweis des Immunstatus nach Hepatits-A- und/oder Hepatitis-B-Impfung), s.S. 283
Polymerase-Kettenreaktion

Antikörpernachweise bei Hepatitis-A-Infektion: s. Abb. 4.6, S. 216

Antikörpernachweise bei Hepatitis-B-Infektion: s. Abb. 4.7, S. 216

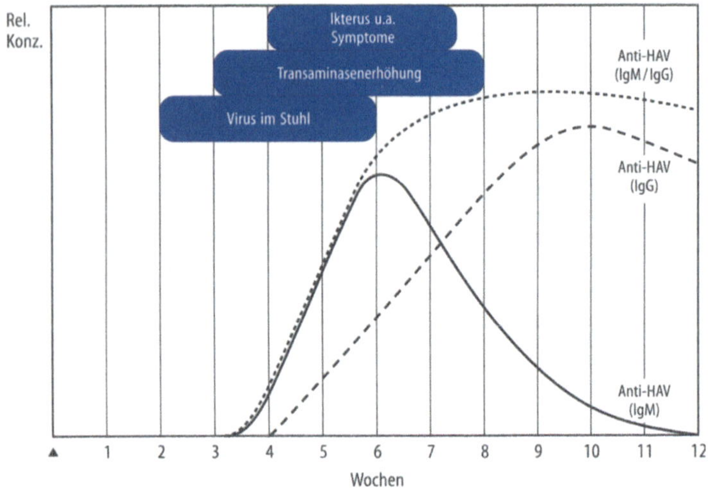

Abb. 4.6: **Antikörpernachweise bei Hepatitis-A-Infektion**

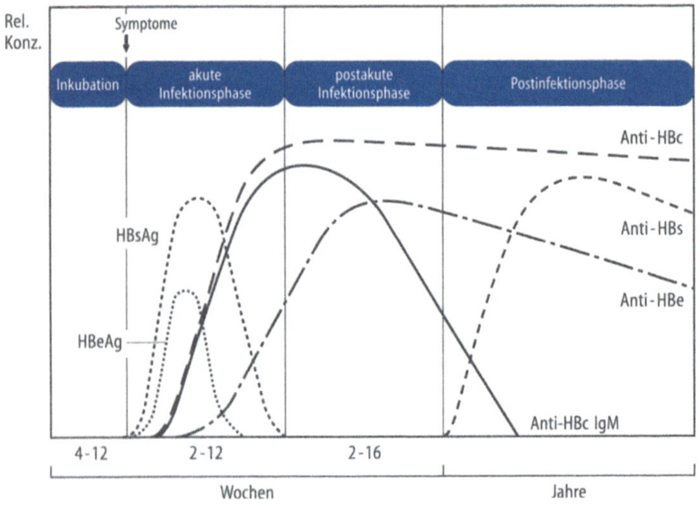

Abb. 4.7: **Antikörpernachweise bei Hepatitis-B-Infektion**

Herpes-simplex-Viren (Typ 1 und Typ 2)

K Die beiden Typen verursachen unterschiedliche Erkrankungen:
- Typ 1:
  Herpes labialis, selten Gingivostomatitis herpetica, Keratokonjunktivitis, Meningoenzephalitis
- Typ 2:
  Herpes genitalis, Herpes analis, Herpes neonatorum

Ü Der Mensch ist der natürliche Wirt. Von ihm werden die Viren durch direkten Kontakt und Schmierinfektion weitergegeben.

B Mikroskopie (Bläscheninhalt: im Laboratorium nachfragen)
Serologie
Polymerase-Kettenreaktion

HHV-6 (Humanes Herpes-Virus Typ 6)

K Dreitagefieber (Exanthema subitum, Roseola infantum)

Ü Natürlicher Wirt des Virus ist ausschließlich der Mensch. Die Durchseuchung nach dem 3. Lebensjahr beträgt über 80%. Die Übertragung erfolgt durch Speichel und inhalativ.

B Serologie

HIV-Viren (Typ 1 und Typ 2)

K Die beiden bisher bekannten Virustypen verursachen nach individuell unterschiedlichen Inkubationszeiten die tödlich verlaufende AIDS-Erkrankung.

Ü Die Virusübertragung erfolgt parenteral vor allem durch Blut und Blutprodukte sowie Körpersekrete (Sperma).

B Serologie
Polymerase-Kettenreaktion

Histoplasma capsulatum

K Primär kommt es durch den Pilz zum Lungenbefall. Die Disseminierung in andere Organe einschließlich des ZNS ist möglich.

Ü Natürlicher Standort des dimorphen Pilzes ist der Erdboden, von dem sporenhaltiges Material infolge von Inhalation in den Menschen gelangt.

B Kultur
Mikroskopie

HPV-Arten (Humane Papilloma-Viren)

K Etliche Papilloma-Viren des Menschen verursachen Erkrankungen der Haut (Warzen), der Schleimhäute (Leukoplakien, Papillome und Karzinome in Mundhöhle und Kehlkopf) und im Anogenitalbereich (Kondylome, M. Bowen, Karzinome von Vulva, Penis, Zervix und im Analbereich).

Ü Erregerreservoir ist der Mensch. Übertragungen sind möglich durch Hautkontakt, beim Geschlechtsverkehr, perinatal, über Kleider und über Fußböden in Feuchträumen (Schwimmbad).

B Hybridisierung

HTLV-I-Virus (Humanes T-Zellen-lymphotropes Virus)

K T-Zell-Leukämie (Haarzell-Leukämie), T-Zell-Lymphom, tropische spastische Paralyse, chronische Myelopathie, Mycosis fungoides, Sezary-Syndrom

Ü Weltweit ist das Erregerreservoir im Menschen; in Japan und in der Karibik tritt das Virus endemisch auf. Übertragung auf andere Menschen erfolgt durch Geschlechtsverkehr, Muttermilch, Bluttransfusionen und bei Drogenabhängigen durch die Injektionsnadel.

B Serologie

Influenza-Viren

K Die als Grippe bezeichnete Viruserkrankung kann durch Otitis media, Pneumonie und ZNS-Beteiligung kompliziert werden. Tödliche Verläufe treten auf.

Ü Die Viren kommen weltweit bei infizierten Menschen (Typen A, B, C), aber auch bei Tieren (Typen A, C) vor und werden aerogen und als Schmierinfektion übertragen.

B Serologie
Antigennachweis (Speziallabor)

Isospora belli

K Die Infektion verläuft häufig asymptomatisch; gelegentlich kommt es zu länger anhaltender diarrhoischer Enterokolitis.

Ü Der natürliche Standort des Protozoons ist bisher ungeklärt; in Deutschland kommt es selten, im Mittelmeerraum, Asien und Südamerika hingegen häufiger vor. Das Eindringen in den Menschen geschieht peroral über Trinkwasser und Lebensmittel.

B Mikroskopie

Lamblia (Giardia) intestinalis

K Der akute Verlauf äußert sich mit heftigen epigastrischen Schmerzen mit Diarrhö. Bei chronischem Verlauf kommt es zu rezidivierenden Durchfallperioden (Lamblienruhr), gelegentlich auch mit Obstipation einhergehend.

Ü Der weltweit bei Mensch, Moschusratte und Biber auftretende Flagellat wird peroral als Zyste über Trinkwasser und Lebensmittel übertragen.

B Mikroskopie

4

Larva migrans visceralis

Siehe unter:
Toxocara canis/cati S. 236

Lassa-Virus

K Das virusverursachte grippeähnliche Krankheitsbild verläuft bis zu 3 Wochen mit hohem Fieber. Bei schweren Verläufen kommt es evtl. zu Hämorrhagien, Ödemen, Ergüssen, Pneumonie oder ZNS-Beteiligung.

Ü Da das Virus in Afrika den Kleinnager Mastomys natalensis als Reservoir hat, erfolgt die Übertragung einerseits indirekt über Nahrungsmittel, die durch Urin bzw. Kot infizierter Tiere kontaminiert wurden, oder andererseits – seltener – direkt von Mensch zu Mensch.

B Serologie
Antigennachweis (Speziallabor)

LCM-Virus (LCM: lymphozytäre Choriomeningitis)

K Grippeähnliches Krankheitsbild, selten mit Meningitis und ZNS-Befall. In der Schwangerschaft ist eine Fruchtschädigung möglich.

Ü Das Virus kommt weltweit vor und hat sein Reservoir bei Hausmaus und Goldhamster. Wahrscheinlich erfolgt die Übertragung durch Nahrungsmittel, die mit Urin bzw. Kot infizierter Tiere kontaminiert wurden.

B Serologie

Leberegel, großer

Siehe unter:
Fasciola hepatica S. 211

Leberegel, kleiner

Siehe unter:
Clonorchis sinensis S. 203

Legionella-Arten

K Bei leichtem Verlauf tritt das grippeähnliche Pontiac-Fieber auf, bei schwerem Verlauf kommt es zur Legionärspneumonie, evtl. mit Beteiligung der Nieren und des ZNS.

Ü Es existiert eine Vielzahl serologisch differenzierbarer Legionellen, von denen ein Teil humanpathogene Eigenschaften besitzt. Die zunächst im Wasser vorkommenden Bakterien werden über erregerhaltige Aerosole oder iatrogen durch mit kontaminiertem Wasser gereinigte medizinische Geräte übertragen.

B Kultur
Mikroskopie
Serologie
Polymerase-Kettenreaktion
Antigennachweis im Urin

Leishmania-Arten

K Je nach Erreger kommt es zu verschiedenen Krankheitsbildern:
- L. donovani:
  viszerale Leishmaniase bzw. Kala-Azar
- L. tropica:
  kutane Leishmaniase bzw. Orientbeule
- L. brasiliensis mit Unterarten:
  mukokutane Leishmaniase

Ü Das Erregerreservoir befindet sich in wildlebenden Nagetieren, überwiegend im Mittelmeerraum, Nahen Osten, Indien, Afrika, Mittel- und Südamerika. Stechmücken der Gattung Phlebotomus (Sandmücken, „sandfly") übertragen die gewebeparasitischen Protozoen auf den Menschen.

B Kultur
Mikroskopie
Serologie

Leptospira interrogans

K Die Leptospirose hat einen zweiphasigen Verlauf: Zunächst treten hohes Fieber mit Myalgien und Konjunktivitis, anschließend je nach Organbefall Ikterus (M. Weil), Nephritis, Meningitis, Lymphadenitis und Splenomegalie auf.

Ü Zur Übertragung der Schraubenbakterien kommt es durch Kontakt mit dem Urin infizierter Wild-, Haus- und Nutztiere (vor allem Hund, Schwein, Maus und Ratte) oder mit kontaminiertem Wasser über kleinste Hautläsionen und Schleimhäute.

B Kultur
→ Aus Blut und Liquor in der 1. Krankheitswoche, aus Urin ab der 2. Krankheitswoche.
Serologie

Listeria monocytogenes

K Die Listeriose hat verschiedene Erscheinungsbilder:
- glanduläre Form:
  „Monozytenangina" mit Lymphknotenschwellungen und grippeähnlicher Symptomatik

- lokale Form:
  papulopustulöse Effloreszenzen
- systemische Form:
  septisch-typhöses Krankheitsbild
- Neugeborenenlisteriose

Ü Die Listeriose ist eine Anthropozoonose (Mensch, Haus- und Wildtiere). Die Bakterien kommen jedoch auch in Erde, Wasser, Abfällen und auf Pflanzen vor. Durch direkten Kontakt mit erkrankten Tieren (Landwirtschaft!) sowie Verzehr kontaminierter Nahrungsmittel (Rohmilch und Rohmilchprodukte) und auch diaplazentar erfolgt die Übertragung.

B Kultur
Serologie
Hämatologie

Loa-Loa

K Hautschwellungen („Kalabar") am Sitz der adulten Würmer, Lid-/Konjunktivalödeme, lokale Schmerzen, Juckreiz

Ü Der ausschließlich im westlichen Zentralafrika vorkommende Fadenwurm wird durch Bremsen der Gattung Chrysops weitergetragen.

B Mikroskopie
→ Blutentnahme zwischen 10.00 und 13.00 Uhr MEZ.
Hämatologie (Eosinophilie)
Serologie

Madenwurm

Siehe unter:
Enterobius vermicularis S. 209

Malassezia furfur

K Pityriasis versicolor

Ü Der Hefepilz kommt weltweit beim Menschen vor und wird durch direkten Kontakt übertragen.

B Kultur
Mikroskopie

Masern-Virus

K Die Erkrankung äußert sich zunächst als fieberhafter Katarrh der oberen Luftwege mit grobfleckigem Exanthem am ganzen Körper. Gelegentlich treten Bronchitis, Pneumonie oder Otitis media auf. Selten kommt es zur Enzephalitis oder tödlich verlaufenden subakuten sklerosierenden Panenzephalitis (SSPE).

Ü Das Virus kommt weltweit beim Menschen vor. Übertragungswege sind die Tröpfcheninfektion – das Virus ist stundenlang in trockener Raumluft lebensfähig – und seltener die Schmierinfektion über Nasen-Rachen-Schleimhaut und Konjunktiven.

B Serologie (auch für Immunstatus als Impfindikation)

Antikörpernachweise bei Maserninfektion: s. Abb. 4.8, unten

Meningokokken (Neisseria meningitidis)

K Haupterkrankungsform ist die Meningitis, evtl. als septische Infektion mit petechialem Exanthem. Häufige Komplikation ist eine Arthritis; seltener kommt es zu Otitis media, Konjunktivitis oder Pneumonie.

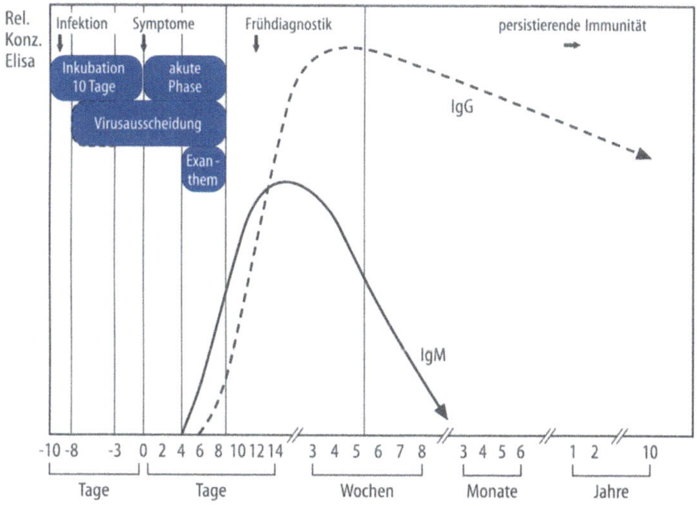

Abb. 4.8: **Antikörpernachweise bei Maserninfektion**

Ü Die Bakterien sind häufig Kommensalen der Nasen-Rachen-Schleimhaut des Menschen, so dass die Tröpfcheninfektion der typische Übertragungsweg ist.

B Kultur

→ Erregertypisierung über Nationales Referenzzentrum: Institut für Hygiene und Mikrobiologie der Universität Würzburg (Tel.: 0931/2013949).

Mikroskopie

Microsporum-Arten

K Tinea capitis, Tinea corporis, Tinea unguium

Ü Reservoir der Dermatophyten ist je nach Art die Haut von Mensch und Tier oder das Erdreich. Die Übertragung erfolgt durch direkten Hautkontakt.

B Kultur

Mikroskopie

Mumps-Virus

K Parotitis, Orchitis, Pankreatitis, Meningoenzephalitis

Ü Das Virus tritt weltweit im Nasen-Rachen-Raum des Menschen auf und wird über Tröpfcheninfektion weitergegeben.

B Serologie (auch für Immunstatus als Impfindikation)

Antikörpernachweis bei Mumpsinfektion: s. Abb. 4.9, S. 225

Mycobacterium leprae

K Neben schmerzunempfindlichen Haut- und Schleimhautläsionen treten Störungen der Sensorik und im Endstadium Extremitätendeformierungen auf.

Ü Bekannt ist der leprakranke Mensch als Reservoir; vermutlich kommen die Bakterien aber auch in der Erde, auf Pflanzen und bei einzelnen Tieren vor. Überwiegend durch engen Kontakt von Haut zu Haut und durch Muttermilch kommt es zur Übertragung. Andere Wege sind bisher ungeklärt. Die Inkubationszeit beträgt teilweise bis zu Jahren.

B Mikroskopie

→ Die kulturelle Erregeranzucht ist nicht möglich. Deshalb Untersuchung von Gewebesaft oder Nasenseptumabstrich.

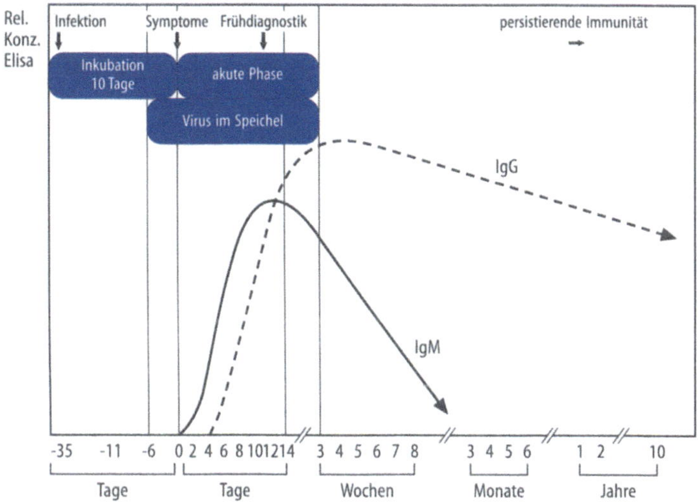

Abb. 4.9: **Antikörpernachweise bei Mumpsinfektion**

Mycobacterium tuberculosis/bovis/africanum

K Typische Erkrankungsform ist die Lungeninfektion, gelegentlich kommt es jedoch zur Streuung mit Organmanifestationen in Niere, Nebennierenrinde, Haut, Auge, Knochen, Gehirn und weiblichen Geschlechtsorganen.

Ü M. tuberculosis und M. africanum sind pathogen für Mensch und gelegentlich für Tiere (z.B. Hunde, Katzen), M. bovis für Rind und Mensch. Die Aufnahme der Erreger erfolgt über Tröpfcheninfektion und Inhalation erregerhaltigen Staubes.

B Kultur
Mikroskopie
Tierversuch
Polymerase-Kettenreaktion

Mykobakterien, atypische

(MOTT: mycobacteria other than tuberculosis)

K Neben tuberkuloseähnlichen Krankheitsbildern treten Hautinfektionen (Granulome, Ulzerationen, Buruli-Ulkus) und Lymphadenitiden auf.

Ü Die Bakterien kommen ubiquitär in der Natur (Boden, Wasser) gelegentlich aber auch im Menschen vor und werden durch Tröpfcheninfektion, über Hautläsionen (Wasser) und im Aerosol übertragen.

B Kultur
Mikroskopie
Polymerase-Kettenreaktion

Mykoplasmen (M. pneumoniae, M. hominis, Ureaplasma urealyticum)

K Es treten primär atypische Pneumonie, Tracheobronchitis, Pleuritis und/oder Otitis media auf. Möglich sind auch Urogenitaltraktinfektionen, gelegentlich mit Fertilitätsstörungen.

Ü Mykoplasmen sind bei verschiedenen Säugetierarten vorkommende zellwandfreie Bakterien; für M. pneumoniae ist der Mensch einziges Reservoir. Die Übertragung erfolgt durch Tröpfchen- oder Schmierinfektion.

B Kultur
Serologie
Polymerase-Kettenreaktion

Necator americanus

Siehe unter:
Hakenwürmer S. 214

Neisseria gonorrhoeae

K Die Gonorrhö hat verschiedene Organlokalisationen: Urethra, Prostata, Epididymis, Bartholin-Drüsen, Zervix, Endometrium, Salpinx, Rektum, Pharynx, Konjunktiven. Bei disseminierter Infektion kommt es zu Septikämie, petechialem Exanthem, Gonarthritis, selten zu Meningitis und Endokarditis.

Ü Die Schleimhäute des Menschen sind das einzige Reservoir der Bakterien. Durch direkten Schleimhautkontakt (Geschlechtskrankheit), gelegentlich auch Schmierinfektion kommt es zur Übertragung.

B Kultur
Mikroskopie
Serologie

Nocardia-Arten

K Bronchopneumonie, Hirnabszess, akut- oder chronisch-eitriger Hautabszess (z.B. Madurafuß, Myzetom)

Ü Es handelt sich um ubiquitär in der Umwelt vorkommende aerobe Aktinomyzeten, die exogen in Atemwege und Wunden gelangen. Allerdings ist der Übertragungsweg noch nicht gesichert.

B Kultur
Mikroskopie

Onchocerca volvulus

K Neben Hautveränderungen (Depigmentierung, Atrophie, Knotenbildung) kommt es vor allem zu Keratitis und Iridozyklitis mit nachfolgender Erblindung.

Ü Der Fadenwurm kommt in Afrika, Mittel- und nördlichem Südamerika und im Jemen vor mit Erregerreservoir im Menschen und einigen Affenarten. Die Übertragung erfolgt durch blutsaugende Mücken der Gattung Simulium.

B Mikroskopie

Opisthorchis felineus

Siehe unter:
Clonorchis sinensis S. 203

Paracoccidioides brasiliensis

K Die durch den Pilz verursachte südamerikanische Blastomykose führt zu chronisch-granulomatösen Erkrankungen von Haut, Schleimhaut und inneren Organen.

Ü Überwiegend tritt der Pilz in Brasilien auf. Der Übertragungsweg ist bisher unbekannt; wahrscheinlich handelt es sich um eine aerogene Infektion.

B Mikroskopie
Kultur
→ Bebrütungsdauer: 1–4 Wochen.

Paragonimus (Lungenegel)

K Lungenbefall mit Husten, Atemnot, Fieber und Hämoptysen. Gelegentlich kommt auch ein ektoper Befall anderer Organe vor.

Ü Wurmreservoire sind der Mensch und verschiedene Wirbeltiere in Amerika, Afrika und Ostasien. Deckelschnecken, Krabben und Krebse sind Zwischenwirte; die Infektion erfolgt deshalb durch Genuss ungenügend gegarter Krabben und Krebse.

B Mikroskopie
Hämatologie (Eosinophilie)

Parainfluenza-Viren

K Laryngotracheitis, Pseudokrupp, Pneumonie

Ü Die Viren kommen weltweit bei Mensch und Tieren vor und werden durch Tröpfcheninfektion weitergetragen.

B Serologie

Parvo-Virus B 19

K Typisches klinisches Bild ist das Erythema infectiosum (auch: Ringelröteln). Selten kommt es zur Pneumonie. Bei Infektionen in der Schwangerschaft ist ein Hydrops fetalis möglich.

Ü Der Mensch ist das einzige Reservoir. Die Übertragung erfolgt mittels Tröpfcheninfektion.

B Serologie
Polymerase-Kettenreaktion

Peitschenwurm

Siehe unter:
Trichuris trichiura S. 238

Plasmodium-Arten

K Die verschiedenen Plasmodium-Arten verursachen das Krankheitsbild der Malaria mit unterschiedlichen Verläufen:

- Plasmodium falciparum:
  Malaria tropica
- Plasmodium vivax, Plasmodium ovale:
  Malaria tertiana
- Plasmodium malariae:
  Malaria quartana

Ü Endemiegebiete liegen in Mittel- und Südamerika, Afrika, Nahem Osten und Asien. Die Übertragung erfolgt durch Stechmücken der Gattung Anopheles.

B Mikroskopie
→ Neben dem Blutausstrich ist auch die Untersuchung des „Dicken Tropfen" erforderlich.
Serologie
→ Nicht zur Akutdiagnostik geeignet.

Pneumocystis carinii

K Pneumonie mit Dyspnoe, Husten und Fieber

Ü Das Protozoon kommt weltweit bei Mensch und Tieren latent in der Lunge vor und führt bei Immunschwäche zu endogener Infektion.

B Mikroskopie
Polymerase-Kettenreaktion

Pneumokokken (Streptococcus pneumoniae)

K Pneumonie, Otitis media, Mastoiditis, Konjunktivitis, eitrige Meningitis, Ulcus serpens corneae

Ü Das Bakterium ist ein Kommensale beim Menschen sowie bei Affen, Ratten und Meerschweinchen. In der Regel ist die Infektion endogen, selten erfolgt eine Übertragung von Mensch zu Mensch.

B Kultur
Mikroskopie

Polio-Viren Typ 1–3

K Die Poliomyelitis verläuft abortiv, als aseptische Meningitis oder in paralytischer Form (1–2%).

Ü Aus dem Nasen-Rachen-Raum und Darmkanal von Mensch und Affen werden die Viren über Schmierinfektion (z.B. verunreinigte Abwässer) sowie Tröpfcheninfektion weitergegeben.

B Serologie (auch für Immunstatus nach Impfung, s. S. 283)

Propionibacterium acnes

K Akne vulgaris

Ü Der Keim ist ein Kommensale der menschlichen Haut und der Anhangsorgane. Die Infektion erfolgt endogen.

B Kultur

Proteus mirabilis/vulgaris

K Klinische Bilder der Infektion sind Harnwegs-, Wund- und Atemwegsinfektionen und Osteomyelitis, aber auch Sepsis.

Ü Die Keime kommen häufig im Darm von Mensch und Tier sowie in kontaminierter Erde bzw. kontaminiertem Wasser vor. Es kommt zur endogenen oder Schmierinfektion; häufig ist die Übertragung nosokomial verursacht.

B Kultur

Pseudomonas aeruginosa

K Verursacher verschiedenartiger Infektionen, z.B. in Respirationstrakt (Mukoviszidosepatienten), Harntrakt und Wundbereichen (Verbrennungspatienten).

Ü Der Keim hält sich im feuchten Umweltmilieu auf. Die exogene, insbesondere nosokomiale Infektion ist häufiger als die endogene.

B Kultur

Rabies-(Lyssa)-Virus

K Die Virusinfektion führt zunächst zu lokalem Juckreiz und Fieber, im Verlauf dann zu Krämpfen, Hydrophobie und Paralyse. Die Erkrankung endet immer tödlich.

Ü Tollwut ist weltweit eine Zoonsose fleischfressender Säugetiere, die das Virus durch Speichelkontakt (Biss- bzw. Schürfwunden, Schleimhäute) auf den Menschen übertragen.

B im Laboratorium nachfragen

Rickettsia prowazekii

K Das Fleckfieber ist eine hochfieberhafte Erkrankung mit makulopapulösem petechialem Exanthem. Durch zerebrale Gefäßschädigung kommt es auch zu neurologisch-psychiatrischer Symptomatik (Kreislaufversagen, Koma).

Ü Die Bakterien kommen beim Menschen und beim amerikanischen Flughörnchen vor. Bei schlechten hygienischen Verhältnissen werden sie durch die Kleiderlaus weitergetragen.

B Serologie

Rinderbandwurm

Siehe unter:
Taenia-Arten S. 236

Rota-Viren

K Vor allem bei Kleinkindern tritt Diarrhö mit Erbrechen und Fieber auf.

Ü Die Viren kommen weltweit vor allem bei Tieren vor. Der Mensch ist nur asymptomatischer Ausscheider. Vor allem in den Tropen erfolgt die Virusaufnahme aus kontaminiertem Wasser. Außerdem ist die Schmierinfektion ein typischer Übertragungsweg.

B Antigennachweis aus Stuhl
Serologie

RS-Virus (respiratory syncytial virus)

K Die Infektion ist die häufigste Ursache von Bronchitis und Pneumonie bei kleinen Kindern. Gelegentlich treten Reinfektionen bei Kindern und Erwachsenen auf.

Ü Das weltweit beim Menschen vorkommende Virus wird über Tröpfchen- und Schmierinfektion weitergetragen.

B Serologie

Rubella-Virus

K Die postpartale Erkrankung verläuft mild als mittelfleckiges Exanthem mit generalisierter Lymphadenitis und a-/subfebriler Temperatur. Bei intrauteriner Infektion kann es zur Röteln-Embryopathie mit bleibenden schwerwiegenden Schädigungen kommen.

Ü Die weltweit nur beim Menschen vorkommenden Viren werden über Tröpfchen oder diaplazentar übertragen.

B Serologie (auch für Immunstatus als Impfindikation, s. S. 283)

Antikörpernachweise bei Röteln-Infektion: s. Abb. 4.10, unten

Salmonellen (S. Typhi, S. Paratyphi, S. Enteritidis)

K Je nach Salmonellenart treten unterschiedliche Erkrankungsformen auf:

- S. Typhi, S. Paratyphi:
  schweres, hochfebriles Krankheitsbild mit Benommenheit und Organmanifestationen, erst sekundär Darmsymptome
- Enteritissalmonellen:
  Diarrhö, Erbrechen, gelegentlich extraintestinale Manifestationen wie Harnwegsinfekt, Osteomyelitis

Ü S. Typhi, S. Paratyphi und Enteritissalmonellen kommen weltweit beim Menschen vor, Enteritissalmonellen auch bei Tieren. Die

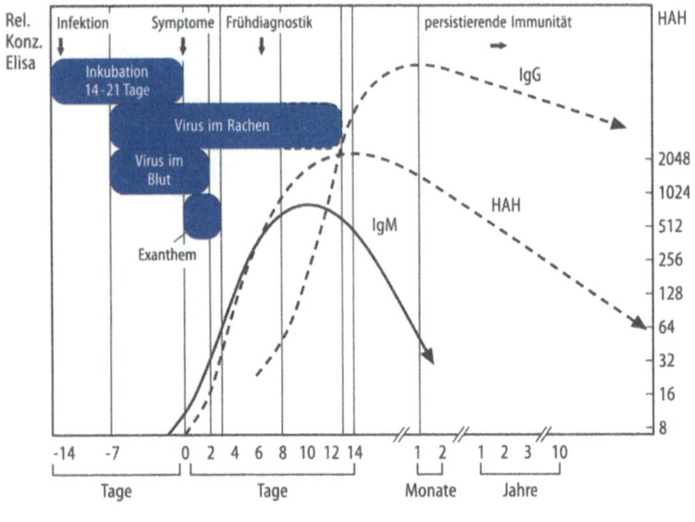

Abb. 4.10: **Antikörpernachweise bei Röteln-Infektion**

Übertragung auf den Menschen geschieht durch Wasser und kontaminierte Lebensmittel.

B Kultur

→ Keimnachweis bei S. Typhi und S. Paratyphi in der 1. Krankheitswoche aus Blutkultur, ab Ende der 2. Krankheitswoche aus dem Stuhl.

Serologie

Schistosoma-Arten

K Bevorzugtes Organ und Symptome einer Bilharziose sind vom Erreger abhängig:

- Blasenbilharziose (durch S. haematobium): Hämaturie, Anämie, ulzerierende Zystitis, Präkanzerose
- Darmbilharziose (durch S. mansoni oder S. japonicum): blutig-schleimige Diarrhö, Hepatosplenomegalie mit Leberfibrose und Pfortaderstauung

Ü Die infektiösen Formen der Erreger kommen in Flüssen und Süßwasserseen tropischer und subtropischer Gebiete vor und dringen bei Aufenthalt in diesen Reservoiren perkutan in den Menschen ein:

- S. haematobium: große Teile Afrikas, Naher Osten, Zypern, Südindien, Südportugal
- S. mansoni: große Teile Afrikas, Mittelamerika, Venezuela, Ostbrasilien
- S. japonicum: Südostasien

B Mikroskopie

→ Uringewinnung ist zwischen 12.00 und 14.00 Uhr MEZ erforderlich.

Histologie

Serologie

Schweinebandwurm

Siehe unter:
Taenia-Arten S. 236

4

Shigellen (S. dysenteriae, S. flexneri, S. boydii, S. sonnei = Erreger der bakteriellen Ruhr)

K Die Keime verursachen eine wässrige, später schleimig-blutige Diarrhö mit Fieber und kolikartigen Leibschmerzen. Als Komplikation kann eine Kolonperforation auftreten.

Ü Die weltweit nur beim Menschen und bei Primaten vorkommenden Bakterien werden durch Schmierinfektion (sog. „4 F“: Finger, Futter, Fliegen, Fäzes) übertragen.

B Kultur
Serologie

Spulwurm

Siehe unter:
Ascaris lumbricoides S. 197

Staphylococcus aureus

K Der Erreger ist infektiöses Agens verschiedener Krankheitsprozesse wie: Furunkel, Pyodermie, Mastitis, Abszeß, Empyem, Pneumonie, Endokarditis, Sepsis, Osteomyelitis, Impetigo contagiosa.
Staphylokokkentoxinbedingte Erkrankungen sind: Gastroenteritis, Toxic-shock-Syndrom, Pemphigus neonatorum.

Ü Die Keime kommen weltweit ubiquitär vor, auf der Haut und den Schleimhäuten des Menschen in 20–50%. Übertragen werden sie durch endogene (Gewebetrauma) oder exogene Infektion (Schmierinfektion oder aerogen, häufig nosokomial).

B Kultur
Serologie
→ Antistaphylolysinreaktion i.S. S. 19
Toxinnachweis

Staphylococcus epidermidis

K Der Keim ist Ursache von Sepsis, Endokarditis, septischer Thrombophlebitis und Wundinfektionen. Besonders gefährdet sind immunsupprimierte Patienten und unreife Frühgeborene.

Ü Als Bestandteil der physiologischen Haut- und Schleimhautflora verursacht er endogene und exogene Infektionen, überwiegend über implantierte Plastikfremdkörper und Katheter.

B Kultur
Mikroskopie
→ Beides evtl. auch von Katheterspitzen und Implantaten.

Staphylococcus saprophyticus

K Das Bakterium verursacht das Dysuriesyndrom junger Frauen und die unspezifische Urethritis junger Männer, gelegentlich auch eine Pyelonephritis, selten eine Urosepsis.

Ü Als Bestandteil der physiologischen Haut- und Schleimhautflora führt es zu endogenen und exogenen Infektionen.

B Kultur

Streptococcus pyogenes

(β-hämolysierende Streptokokken der Gruppe A)

K Der Keim ist Erreger verschiedenster Entzündungen, z.B. Tonsillitis, Scharlach, Erysipel, Pyodermien und Puerperalsepsis. Als Nachkrankheiten können akutes rheumatisches Fieber und akute Glomerulonephritis auftreten.

Ü Der Mensch als einziger natürlicher Wirt (Schleimhäute, vor allem des Oropharynx) verursacht Tröpfchen- bzw. Schmierinfektionen; außerdem kommt es zur Übertragung durch kontaminierte Lebensmittel.

B Kultur
Serologie
→ Antistreptokokkenantikörper i.S. S. 19

Strongyloides stercoralis (Zwergfadenwurm)

K Neben Erythem, Juckreiz und eosinophiler Pneumonie infolge Lungenwanderung kommt es zu unterschiedlichsten gastrointestinalen Symptomen wie Übelkeit, Diarrhö, Obstipation, Gewichtsverlust und dadurch zu allgemeiner körperlicher Schwäche.

Ü Der Wurm kommt überwiegend in tropischen und subtropischen Regionen bei infizierten Menschen und als Larve in feuchten

Böden vor. Die Infektion erfolgt perkutan durch Erdkontakt und als Autoinvasion über die Darmschleimhaut bzw. Analhaut bei Infizierten.

B Mikroskopie
Hämatologie (Eosinophilie)

Taenia-Arten (Rinder-, Schweinebandwurm)

K Die Infektion ist häufig ohne Beschwerden, gelegentlich treten jedoch Appetitlosigkeit, Heißhunger, Maldigestion, Gewichtsverlust und Koliken auf. Nach Aufnahme von Eiern (Mensch als Zwischenwirt!) kann das gefährliche Krankheitsbild der Zystizerkose mit Finnenbildung in Muskulatur, Auge und ZNS entstehen.

Ü Der Mensch ist der Endwirt der Taenien, Rinder (Taenia saginata) und Schweine (Taenia solium) sind Zwischenwirte für das Finnenstadium. Die Infektion erfolgt durch den Verzehr finnenhaltigen Fleisches (z.B. Mett, Tartar).

B Mikroskopie

Toxocara canis/cati

K Die Wurminfektion führt zu Fieber, Hepatomegalie, eosinophilem Infiltrat mit asthmatischen Zuständen und gelegentlich zum Befall des ZNS und der Augen.

Ü Hund und Katze sind natürliche Wirte der Spulwürmer, der Mensch hingegen ist nur Fehlwirt der Nematodenlarve. Peroral werden larvenhaltige Eier vor allem durch Kinder – beispielsweise in Sandkästen – aufgenommen.

B Serologie (auch zum IgE-Nachweis)
Hämatologie (Eosinophilie)

Toxoplasma gondii

K Die pränatale Infektion führt zu Hydrocephalus internus, intrazerebraler Verkalkung und Chorioretinitis. Selten kommt es zum Abort. Postnatal tritt ein grippeähnliches Krankheitsbild mit Lymphknotenschwellungen (latenter Verlauf über mehrere Monate) auf.

Ü Das Protozoon kommt weltweit bei Mensch und Tieren vor; Katzen (Feliden) sind dabei Endwirte, andere Tiere und der Mensch Zwischenwirte. Die Infektion erfolgt durch orale Aufnahme von zystenhaltigem rohem Fleisch oder durch Schmierinfektion mit oozystenhaltigem Katzenkot sowie diaplazentar durch Übertragung auf den Feten bei Erstinfektion der Mutter.

B Serologie

Treponema pallidum

K Die Syphilis (auch: Lues) zeigt verschiedene, unbehandelt protrahiert verlaufende Krankheitsphasen. Endstadium ist die Neurosyphilis. Gelegentlich kommt es zur perinatalen Syphilis.

Ü Der Mensch ist einziger natürlicher Wirt. Die Weitergabe des Schraubenbakteriums geschieht durch direkten Schleimhautkontakt (überwiegend beim Geschlechtsverkehr) sowie diaplazentar und durch Bluttransfusionen.

B Mikroskopie (im Dunkelfeld)
→ Mit Gewebesaft (Reizsekret).
Serologie

→ Weitere durch Treponemen hervorgerufene Erkrankungen sind: endemische Syphilis (T. pallidum ssp. endemicum), Frambösie (T. pallidum ssp. pertenue), Pinta (T. carateum). Serologische Kreuzreaktionen unter Treponemen sowie mit Borrelien sind möglich.

Treponema vincentii

K Vor allem im Mundhöhlenbereich kommt es zu Stomatitis ulcerans, Gingivitis und Periodontitis (Angina Plaut-Vincenti). Seltener treten Otitis media und Sinusitis auf. In der Regel ist das Treponema vergesellschaftet mit Fusobacterium nucleatum.

Ü Die Bakterien sind Kommensalen der Mundhöhle und treten auch im Darmtrakt und auf der Genitalschleimhaut auf. Die Infektion ist in der Regel endogenen Ursprungs.

B Mikroskopie

Trichinella spiralis (Trichine)

K Der Fadenwurm verursacht Fieber, Leibschmerzen, Gesichtsödeme und Muskelschmerzen. Gelegentlich führt es durch Myokardbefall zum Tod.

4

Ü Der Wurm kommt weltweit bei Mensch und Tieren vor und wird durch Verzehr trichinenhaltigen rohen Fleisches, insbesondere vom Schwein, auf den Menschen übertragen.

B Serologie
Hämatologie (Eosinophilie)

Trichomonas vaginalis

K Bei der Frau verursacht der Flagellat Kolpitis und evtl. Urethritis mit blasig-schaumigem Vaginalfluor, beim Mann Urethritis und evtl. Prostatitis; symptomloses Trägertum ist möglich.

Ü Der weltweit bei Mann und Frau im Urogenitaltrakt vorkommende Erreger wird überwiegend durch Geschlechtsverkehr übertragen.

B Mikroskopie
→ Sofortiges Mikroskopieren ist erforderlich. Vorherige Rücksprache im Laboratorium ist sinnvoll.

Trichophyton-Arten

K Die Dermatophyten verursachen verschiedene Tinea-Formen, T. schönleinii den Favus.

Ü Reservoir der Pilze ist je nach Art die Haut von Mensch und Tieren, so dass die Übertragung durch direkten Hautkontakt oder indirekt über Hautschuppen erfolgt.

B Kultur
Mikroskopie

Trichuris trichiura

K Bei starkem Befall Auftreten von Diarrhö, Anämie und körperlicher Schwäche.

Ü Der Wurm kommt weltweit beim Menschen vor. Übertragen wird er beim Genuss von rohem, fäkalienverunreinigtem Gemüse und Salat.

B Mikroskopie
Hämatologie (Eosinophilie)

Trypanosoma brucei

K Die Schlafkrankheit durchläuft unbehandelt verschiedene Stadien:
- Primärstadium:
  Trypanosomenschanker an Einstichstelle
- Sekundärstadium:
  rezidivierendes Fieber mit Lymphknotenschwellungen
- Finalstadium:
  Meningoenzephalitis (Schlafbedürfnis, Persönlichkeitsveränderungen)

Ü T. brucei gambiense kommt in West-/Zentralafrika bei Haus- und Wildtieren, T. brucei rhodesiense in Ostafrika bei Wildtieren vor. Das Protozoon wird durch Tsetsefliegen übertragen.

B Mikroskopie

Trypanosoma cruzi

K Akut kommt es zu einer Myokarditis. Der häufigere, protrahierte Krankheitsverlauf zeigt als Symptome dilatative Kardiomyopathie, Megakolon und Megaösophagus.

Ü Mensch, Hund und Gürteltier in Teilen Lateinamerikas sind Hauptreservoire der Protozoen. Die Übertragung auf den Menschen erfolgt durch den erregerhaltigen Kot infizierter Raubwanzen.

B Xenodiagnose
Mikroskopie
→ Blutausstrich und „Dicker Tropfen".
Serologie

Ureaplasma urealyticum

Siehe unter:
Mykoplasmen S. 226

Varicella-Zoster-Virus (VZV)

K Es treten 2 durch das Virus verursachte Krankheitsbilder auf. Bei Erstinfektion kommt es zu Windpocken (bläschenförmiges Exanthem) und infolge von Reaktivierung später auch zur Gürtelrose (Zoster) als dermatombezogene Neuritis. Äußerst selten ist das kongenitale Varizellensyndrom nach Primärinfektion in der Schwangerschaft.

Ü Das Virus kommt ausschließlich beim Menschen vor und wird durch Tröpfchen- und Schmierinfektion übertragen.

B Serologie
Polymerase-Kettenreaktion

Antikörpernachweise bei Varizelleninfektion: s. Abb. 4.11, unten

Wuchereria bancrofti und Brugia malayi/timori

K Die Fadenwurminfektion verläuft oft symptomlos, gelegentlich kommt es jedoch zu Lymphadenitis, Lymphangitis oder auch Elephantiasis.

Ü Von Mensch, Hund, Katze und Affe als Reservoir werden die Würmer durch Stechmücken übertragen. Sie kommen vor in Südostasien, am Pazifik, in Afrika und seltener in Mittel- bzw. Südamerika.

B Mikroskopie
→ Blutentnahme zwischen 21.00 und 2.00 Uhr MEZ.
Serologie

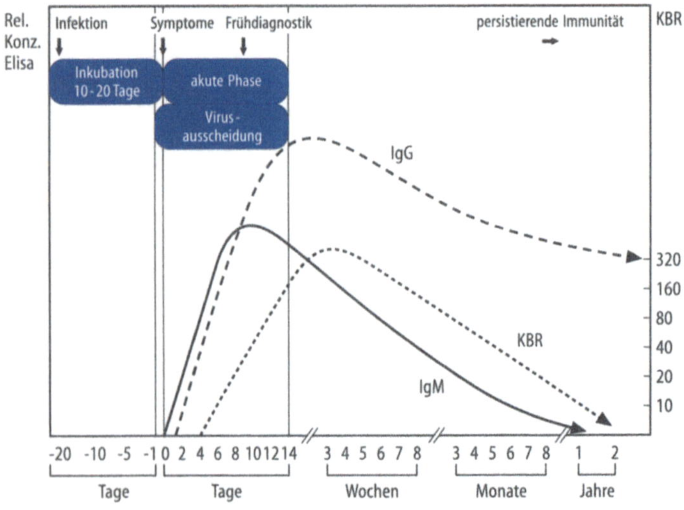

Abb. 4.11: **Antikörpernachweise bei Varizelleninfektion**

Yersinia enterocolitica

K Als Ersterkrankungen können akute Enteritis/Enterokolitis, mesenteriale Lymphadenitis mit „Pseudoappendizitis" und Ileitis terminalis auftreten. Als Folgekrankheiten sind Arthritis, Erythema nodosum und Myokarditis bekannt.

Ü Die Bakterien treten im Darm von Säugetieren, Amphibien und Insekten auf und werden überwiegend durch kontaminierte Nahrungsmittel und Wasser, selten direkt von Mensch zu Mensch übertragen.

B Kultur
Serologie

Yersinia pestis

K Die Erkrankung verläuft in der Regel schwer mit Lymphadenitis (auch: Bubonen-/Beulenpest), Sepsis und Pneumonie (Lungenpest).

Ü Das Erregerreservoir befindet sich in Nagern in Nord- und Südamerika, Afrika und Zentralasien. Überträger auf den Menschen sind Flöhe. Bei Tröpfcheninfektion von Mensch zu Mensch kommt es zur Lungenpest.

B Kultur
Mikroskopie
Serologie

Anhang

Meldepflichten nach Infektionsschutzgesetz

(Gesetz zur Verhütung und Bekämpfung von Infektionskrankheiten beim Menschen (Infektionsschutzgesetz – IfSG) vom 20. Juli 2000)

3. Abschnitt
Meldewesen

§ 6
Meldepflichtige Krankheiten

(1) Namentlich ist zu melden:

1. der Krankheitsverdacht, die Erkrankung sowie der Tod an

   a) Botulismus
   b) Cholera
   c) Diphtherie
   d) humaner spongiformer Enzephalopathie, außer familiär-hereditärer Formen
   e) akuter Virushepatitis
   f) enteropathischem hämolytisch-urämischem Syndrom (HUS)
   g) virusbedingtem hämorrhagischen Fieber
   h) Masern
   i) Meningokokken-Meningitis oder -Sepsis
   j) Milzbrand
   k) Poliomyelitis (als Verdacht gilt jede akute schlaffe Lähmung, außer wenn traumatisch bedingt)
   l) Pest
   m) Tollwut
   n) Typhus abdominalis/Paratyphus

   sowie die Erkrankung und der Tod an einer behandlungsbedürftigen Tuberkulose, auch wenn ein bakteriologischer Nachweis nicht vorliegt,

2. der Verdacht auf und die Erkrankung an einer mikrobiell bedingten Lebensmittelvergiftung oder an einer akuten infektiösen Gastroenteritis, wenn

a) eine Person betroffen ist, die eine Tätigkeit im Sinne des § 42 Abs. 1 ausübt,
b) zwei oder mehr gleichartige Erkrankungen auftreten, bei denen ein epidemischer Zusammenhang wahrscheinlich ist oder vermutet wird,

3. der Verdacht einer über das übliche Ausmaß einer Impfreaktion hinausgehenden gesundheitlichen Schädigung,

4. die Verletzung eines Menschen durch ein tollwutkrankes, -verdächtiges oder -ansteckungsverdächtiges Tier sowie die Berührung eines solchen Tieres oder Tierkörpers,

5. soweit nicht nach den Nummern 1 bis 4 meldepflichtig, das Auftreten

a) einer bedrohlichen Krankheit oder
b) von zwei oder mehr gleichartigen Erkrankungen, bei denen ein epidemischer Zusammenhang wahrscheinlich ist oder vermutet wird,

wenn dies auf eine schwerwiegende Gefahr für die Allgemeinheit hinweist und Krankheitserreger als Ursache in Betracht kommen, die nicht in § 7 genannt sind.

Die Meldung nach Satz 1 hat gemäß § 8 Abs. 1 Nr. 1, 3 bis 8, § 9 Abs. 1, 2, 3 Satz 1 oder 3 oder Abs. 4 zu erfolgen.

(2) Dem Gesundheitsamt ist über die Meldung nach Absatz 1 Nr. 1 hinaus mitzuteilen, wenn Personen, die an einer behandlungsbedürftigen Lungentuberkulose leiden, eine Behandlung verweigern oder abbrechen. Die Meldung nach Satz 1 hat gemäß § 8 Abs. 1 Nr. 1, § 9 Abs. 1 und 3 Satz 1 oder 3 zu erfolgen.

(3) Dem Gesundheitsamt ist unverzüglich das gehäufte Auftreten nosokomialer Infektionen, bei denen ein epidemischer Zusammenhang wahrscheinlich ist oder vermutet wird, als Ausbruch nichtnamentlich zu melden. Die Meldung nach Satz 1 hat gemäß § 8 Abs. 1 Nr. 1, 3 und 5, § 10 Abs. 1 Satz 3, Abs. 3 und 4 Satz 3 zu erfolgen.

§ 7
Meldepflichtige Nachweise von Krankheitserregern

(1) Namentlich ist bei folgenden Krankheitserregern, soweit nicht anders bestimmt, der direkte oder indirekte Nachweis zu melden, soweit die Nachweise auf eine akute Infektion hinweisen:

1. Adenoviren; Meldepflicht nur für den direkten Nachweis im Konjunktivalabstrich

2. Bacillus anthracis
3. Borrelia recurrentis
4. Brucella sp.
5. Campylobacter sp., darmpathogen
6. Chlamydia psittaci
7. Clostridium botulinum oder Toxinnachweis
8. Corynebacterium diphtheriae, Toxin bildend
9. Coxiella burnetii
10. Cryptosporidium parvum
11. Ebolavirus
12. a) Escherichia coli, enterohämorrhagische Stämme (EHEC)
    b) Escherichia coli, sonstige darmpathogene Stämme
13. Francisella tularensis
14. FSME-Virus
15. Gelbfiebervirus
16. Giardia lamblia
17. Haemophilus influenzae; Meldepflicht nur für den direkten Nachweis aus Liquor oder Blut
18. Hantaviren
19. Hepatitis-A-Virus
20. Hepatitis-B-Virus
21. Hepatitis-C-Virus; Meldepflicht für alle Nachweise, soweit nicht bekannt ist, dass eine chronische Infektion vorliegt
22. Hepatitis-D-Virus
23. Hepatitis-E-Virus
24. Influenzaviren; Meldepflicht nur für den direkten Nachweis
25. Lassavirus
26. Legionella sp.
27. Leptospira interrogans
28. Listeria monocytogenes; Meldepflicht nur für den direkten Nachweis aus Blut, Liquor oder anderen normalerweise sterilen Substraten sowie aus Abstrichen von Neugeborenen
29. Marburgvirus
30. Masernvirus
31. Mycobacterium leprae
32. Mycobacterium tuberculosis/africanum, Mycobacterium bovis; Meldepflicht für den direkten Erregernachweis sowie nachfolgend für das Ergebnis der Resistenzbestimmung; vorab auch für den Nachweis säurefester Stäbchen im Sputum
33. Neisseria meningitidis; Meldepflicht nur für den direkten Nachweis aus Liquor, Blut, hämorrhagischen Hautinfiltraten oder anderen normaler-

weise sterilen Substraten
34. Norwalk-ähnliches Virus; Meldepflicht nur für den direkten Nachweis aus Stuhl
35. Poliovirus
36. Rabiesvirus
37. Rickettsia prowazekii
38. Rotavirus
39. Salmonella Paratyphi; Meldepflicht für alle direkten Nachweise
40. Salmonella Typhi; Meldepflicht für alle direkten Nachweise
41. Salmonella, sonstige
42. Shigella sp.
43. Trichinella spiralis
44. Vibrio cholerae O 1 und O 139
45. Yersinia enterocolitica, darmpathogen
46. Yersinia pestis
47. andere Erreger hämorrhagischer Fieber.

Die Meldung nach Satz 1 hat gemäß § 8 Abs. 1 Nr. 2, 3, 4 und Abs. 4, § 9 Abs. 1, 2, 3 Satz 1 oder 3 zu erfolgen.

(2) Namentlich sind in dieser Vorschrift nicht genannte Krankheitserreger zu melden, soweit deren örtliche und zeitliche Häufung auf eine schwerwiegende Gefahr für die Allgemeinheit hinweist. Die Meldung nach Satz 1 hat gemäß § 8 Abs. 1 Nr. 2, 3 und Abs. 4, § 9 Abs. 2, 3 Satz 1 oder 3 zu erfolgen.

(3) Nichtnamentlich ist bei folgenden Krankheitserregern der direkte oder indirekte Nachweis zu melden:

1. Treponema pallidum
2. HIV
3. Echinococcus sp.
4. Plasmodium sp.
5. Rubellavirus; Meldepflicht nur bei konnatalen Infektionen
6. Toxoplasma gondii; Meldepflicht nur bei konnatalen Infektionen.

Die Meldung nach Satz 1 hat gemäß § 8 Abs. 1 Nr. 2, 3 und Abs. 4, § 10 Abs. 1 Satz 1, Abs. 3, 4 Satz 1 zu erfolgen.

§ 8
Zur Meldung verpflichtete Personen

(1) Zur Meldung oder Mitteilung sind verpflichtet:

1. im Falle des § 6 der feststellende Arzt; in Krankenhäusern oder anderen Einrichtungen der stationären Pflege ist für die Einhaltung der

Meldepflicht neben dem feststellenden Arzt auch der leitende Arzt, in Krankenhäusern mit mehreren selbständigen Abteilungen der leitende Abteilungsarzt, in Einrichtungen ohne leitenden Arzt der behandelnde Arzt verantwortlich,
2. im Falle des § 7 die Leiter von Medizinaluntersuchungsämtern und sonstigen privaten oder öffentlichen Untersuchungsstellen einschließlich der Krankenhauslaboratorien,
3. im Falle der §§ 6 und 7 die Leiter von Einrichtungen der pathologisch-anatomischen Diagnostik, wenn ein Befund erhoben wird, der sicher oder mit hoher Wahrscheinlichkeit auf das Vorliegen einer meldepflichtigen Erkrankung oder Infektion durch einen meldepflichtigen Krankheitserreger schließen lässt,
4. im Falle des § 6 Abs. 1 Nr. 4 und im Falle des § 7 Abs. 1 Nr. 36 bei Tieren, mit denen Menschen Kontakt gehabt haben, auch der Tierarzt,
5. im Falle des § 6 Abs. 1 Nr. 1, 2 und 5 und Abs. 3 Angehörige eines anderen Heil- oder Pflegeberufs, der für die Berufsausübung oder die Führung der Berufsbezeichnung eine staatlich geregelte Ausbildung oder Anerkennung erfordert,
6. im Falle des § 6 Abs. 1 Nr. 1, 2 und 5 der verantwortliche Luftfahrzeugführer oder der Kapitän eines Seeschiffes,
7. im Falle des § 6 Abs. 1 Nr. 1, 2 und 5 die Leiter von Pflegeeinrichtungen, Justizvollzugsanstalten, Heimen, Lagern oder ähnlichen Einrichtungen,
8. im Falle des § 6 Abs. 1 der Heilpraktiker.

(2) Die Meldepflicht besteht nicht für Personen des Not- und Rettungsdienstes, wenn der Patient unverzüglich in eine ärztlich geleitete Einrichtung gebracht wurde. Die Meldepflicht besteht für die in Absatz 1 Nr. 5 bis 7 bezeichneten Personen nur, wenn ein Arzt nicht hinzugezogen wurde.

(3) Die Meldepflicht besteht nicht, wenn dem Meldepflichtigen ein Nachweis vorliegt, dass die Meldung bereits erfolgte und andere als die bereits gemeldeten Angaben nicht erhoben wurden. Satz 1 gilt auch für Erkrankungen, bei denen der Verdacht bereits gemeldet wurde.

(4) Absatz 1 Nr. 2 gilt entsprechend für Personen, die die Untersuchung zum Nachweis von Krankheitserregern außerhalb des Geltungsbereichs dieses Gesetzes durchführen lassen.

(5) Der Meldepflichtige hat dem Gesundheitsamt unverzüglich mitzuteilen, wenn sich eine Verdachtsmeldung nicht bestätigt hat.

§ 9
Namentliche Meldung

(1) Die namentliche Meldung durch eine der in § 8 Abs. 1 Nr. 1, 4 bis 8 genannten Personen muss folgende Angaben enthalten:

1. Name, Vorname des Patienten
2. Geschlecht
3. Tag, Monat und Jahr der Geburt
4. Anschrift der Hauptwohnung und, falls abweichend: Anschrift des derzeitigen Aufenthaltsortes
5. Tätigkeit in Einrichtungen im Sinne des § 36 Abs. 1 oder 2; Tätigkeit im Sinne des § 42 Abs. 1 bei akuter Gastroenteritis, akuter Virushepatitis, Typhus abdominalis/Paratyphus und Cholera
6. Betreuung in einer Gemeinschaftseinrichtung gemäß § 33
7. Diagnose beziehungsweise Verdachtsdiagnose
8. Tag der Erkrankung oder Tag der Diagnose, gegebenenfalls Tag des Todes
9. wahrscheinliche Infektionsquelle
10. Land, in dem die Infektion wahrscheinlich erworben wurde; bei Tuberkulose Geburtsland und Staatsangehörigkeit
11. Name, Anschrift und Telefonnummer der mit der Erregerdiagnostik beauftragten Untersuchungsstelle
12. Überweisung in ein Krankenhaus beziehungsweise Aufnahme in einem Krankenhaus oder einer anderen Einrichtung der stationären Pflege und Entlassung aus der Einrichtung, soweit dem Meldepflichtigen bekannt
13. Blut-, Organ- oder Gewebespende in den letzten sechs Monaten
14. Name, Anschrift und Telefonnummer des Meldenden
15. bei einer Meldung nach § 6 Abs. 1 Nr. 3 die Angaben nach § 22 Abs. 2.

Bei den in § 8 Abs. 1 Nr. 4 bis 8 genannten Personen beschränkt sich die Meldepflicht auf die ihnen vorliegenden Angaben.

(2) Die namentliche Meldung durch eine in § 8 Abs. 1 Nr. 2 und 3 genannte Person muss folgende Angaben enthalten:

1. Name, Vorname des Patienten
2. Geschlecht, soweit die Angabe vorliegt
3. Tag, Monat und Jahr der Geburt, soweit die Angaben vorliegen
4. Anschrift der Hauptwohnung und, falls abweichend: Anschrift des derzeitigen Aufenthaltsortes, soweit die Angaben vorliegen
5. Art des Untersuchungsmaterials
6. Eingangsdatum des Untersuchungsmaterials
7. Nachweismethode

4

8. Untersuchungsbefund
9. Name, Anschrift und Telefonnummer des einsendenden Arztes beziehungsweise des Krankenhauses
10. Name, Anschrift und Telefonnummer des Meldenden.

Der einsendende Arzt hat bei einer Untersuchung auf Hepatitis C dem Meldepflichtigen mitzuteilen, ob ihm eine chronische Hepatitis C bei dem Patienten bekannt ist.

(3) Die namentliche Meldung muss unverzüglich, spätestens innerhalb von 24 Stunden nach erlangter Kenntnis gegenüber dem für den Aufenthalt des Betroffenen zuständigen Gesundheitsamt, im Falle des Absatzes 2 gegenüber dem für den Einsender zuständigen Gesundheitsamt erfolgen. Eine Meldung darf wegen einzelner fehlender Angaben nicht verzögert werden. Die Nachmeldung oder Korrektur von Angaben hat unverzüglich nach deren Vorliegen zu erfolgen. Liegt die Hauptwohnung oder der gewöhnliche Aufenthaltsort der betroffenen Person im Bereich eines anderen Gesundheitsamtes, so hat das unterrichtete Gesundheitsamt das für die Hauptwohnung, bei mehreren Wohnungen das für den gewöhnlichen Aufenthaltsort des Betroffenen zuständige Gesundheitsamt unverzüglich zu benachrichtigen.

(4) Der verantwortliche Luftfahrzeugführer oder der Kapitän eines Seeschiffes meldet unterwegs festgestellte meldepflichtige Krankheiten an den Flughafen- oder Hafenarzt des inländischen Ziel- und Abfahrtsortes. Die dort verantwortlichen Ärzte melden an das für den jeweiligen Flughafen oder Hafen zuständige Gesundheitsamt.

(5) Das Gesundheitsamt darf die gemeldeten personenbezogenen Daten nur für seine Aufgaben nach diesem Gesetz verarbeiten und nutzen. Personenbezogene Daten sind zu löschen, wenn ihre Kenntnis für das Gesundheitsamt zur Erfüllung der in seiner Zuständigkeit liegenden Aufgaben nicht mehr erforderlich ist, Daten zu § 7 Abs. 1 Nr. 21 spätestens jedoch nach drei Jahren.

§ 10
Nichtnamentliche Meldung

(1) Die nichtnamentliche Meldung nach § 7 Abs. 3 muss folgende Angaben enthalten:

1. im Falle des § 7 Abs. 3 Nr. 2 eine fallbezogene Verschlüsselung gemäß Absatz 2
2. Geschlecht
3. Monat und Jahr der Geburt
4. erste drei Ziffern der Postleitzahl der Hauptwohnung
5. Untersuchungsbefund

6. Monat und Jahr der Diagnose
7. Art des Untersuchungsmaterials
8. Nachweismethode
9. wahrscheinlicher Infektionsweg, wahrscheinliches Infektionsrisiko
10. Land, in dem die Infektion wahrscheinlich erworben wurde
11. Name, Anschrift und Telefonnummer des Meldenden
12. bei Malaria Angaben zur Expositions- und Chemoprophylaxe.

Der einsendende Arzt hat den Meldepflichtigen insbesondere bei den Angaben zu den Nummern 9, 10 und 12 zu unterstützen. Die nichtnamentliche Meldung nach § 6 Abs. 3 muss die Angaben nach den Nummern 5, 9 und 11 sowie Name und Anschrift der betroffenen Einrichtung enthalten.

(2) Die fallbezogene Verschlüsselung besteht aus dem dritten Buchstaben des ersten Vornamens in Verbindung mit der Anzahl der Buchstaben des ersten Vornamens sowie dem dritten Buchstaben des ersten Nachnamens in Verbindung mit der Anzahl der Buchstaben des ersten Nachnamens. Bei Doppelnamen wird jeweils nur der erste Teil des Namens berücksichtigt; Umlaute werden in zwei Buchstaben dargestellt. Namenszusätze bleiben unberücksichtigt.

(3) Bei den in § 8 Abs. 1 Nr. 3 und 5 genannten Personen beschränkt sich der Umfang der Meldung auf die ihnen vorliegenden Angaben.

(4) Die nichtnamentliche Meldung nach § 7 Abs. 3 muss innerhalb von zwei Wochen gegenüber dem Robert Koch-Institut erfolgen. Es ist ein vom Robert Koch-Institut erstelltes Formblatt oder ein geeigneter Datenträger zu verwenden. Für die nichtnamentliche Meldung nach § 6 Abs. 3 gilt § 9 Abs. 3 Satz 1 bis 3 entsprechend.

(5) Die Angaben nach Absatz 2 und die Angaben zum Monat der Geburt dürfen vom Robert Koch-Institut lediglich zu der Prüfung verarbeitet und genutzt werden, ob verschiedene Meldungen sich auf dieselbe Person beziehen. Sie sind zu löschen, sobald nicht mehr zu erwarten ist, dass die damit bewirkte Einschränkung der Prüfungen nach Satz 1 eine nicht unerhebliche Verfälschung der aus den Meldungen zu gewinnenden epidemiologischen Beurteilung bewirkt, jedoch spätestens nach zehn Jahren.

5 Materialbezogene Untersuchungen

ei entsprechender Indikation können aus einem Körpermaterial parallel verschiedene ntersuchungen durchgeführt werden. Im nachfolgenden Abschnitt werden Körpermaterialien und die daraus bestimmbaren Analyte vorgestellt.

Ejakulatuntersuchung zur Fertilitätsdiagnostik

M	Gesamtejakulat → Gewinnung nach 2–7-tägiger Karenz. Analyse innerhalb 1 Stunde durchführen.	
N	Aussehen:	opal, grauweiß
	Verflüssigung:	in 15–60 Min.
	Konsistenz (Viskosität):	etwas fadenziehend
	Menge (Volumen):	2–5 ml
	pH:	7,2 oder mehr
	Spermienkonzentration:	20 Mill/ml oder mehr
	Gesamtspermienzahl:	40 Mill/Ejakulat oder mehr Agglutinationen in %
	Vitalität:	mind. 50% lebende Zellen (die kein Eosin aufnehmen)
	Motilität:	(in % der Spermien) schnell progressiv langsam progressiv nicht progressiv immotil
	Normalbefund:	mindestens 25 % schnell progressiv oder insgesamt 50% schnell und langsam progressiv beweglich
	Morphologie:	wenigstens 20% normale Formen: normal Kopfdefekte Hals- und Mittelstückdefekte

Schwanzdefekte
zytoplasmatische Tropfen
unreife Spermatogenesezellen (Mill/ml)
Leukozyten (Mill/ml)

Biochemische Untersuchungen:

Fructose
N > 13 µmol/Ejakulat

Zink
N > 2,4 µmol/Ejakulat

α-Glucosidase (neutral)
N > 20 mU/Ejakulat

Zusätzliche Informationen:
FSH/ LH i.S. S. 55
Östradiol i.S. S. 105
Prolaktin i.S. S. 116
SHBG i.S. S. 125
Gesamt-Testosteron i.S. S. 130
TSH i. S. S. 136

Mikrobiologische Untersuchungen:

Keimzahl, Aerobier, Anaerobier, Pilze, Chlamydien, Mykoplasmen

→ Zur Sicherung der Diagnose Spermiogramm im Abstand von 1 Monat wiederholen.

Fruchtwasseruntersuchung

M 10 ml Fruchtwasser, vorherige Rücksprache im Labor sinnvoll.
I V.a. Chromosomenaberration
→ Chromosomendiagnostik S. 40
I Zweimalig erhöhter bzw. erniedrigter Serum-AFP-Wert der Mutter in 16.–18. SSW bei V.a. Neuralrohrdefekt bzw. Down-Syndrom
A Alpha-1-Fetoprotein
N abhängig von Schwangerschaftswoche
→ Amniozentese in 16.–20. Schwangerschaftswoche, Beimengungen von fetalem Blut wegen falsch hoher Werte vermeiden.

Zusätzliche Informationen:
AFP i.S. S. 53

Knochenmarkuntersuchung

I Aplastische Syndrome/Knochenmarksdepression (Mono-/Bi-/Trizytopenie)
Agranulozytose
Lymphozytendefizienz
Anämie
Thrombozytopenie (M.Werlhof u.a.)
Leukose: akut/chronisch; ALL, CLL, AML, CML u.a.
Hodgkin-/Non-Hodgkin-Lymphom
Osteomyelosklerose
myeloproliferative Syndrome (Polycythaemia vera, Thrombozytosen u.a.)
Plasmozytom

M mehrere luftgetrocknete, ungefärbte und unfixierte Knochenmarkausstriche aus Sternum oder Beckenkamm

N *1. qualitative Beurteilung bei kleiner Vergrößerung im Mikroskop:*
- Knochenmarkspartikel sind sichtbar
- freier Fettraum/Bindegewebe bedeckt 30–50 % der Fläche
- 1–2 Megakaryozyten/Gesichtsfeld

2. Differenzierung	*(durchschnittliche Prozentwerte):*
Neutrophile	53,6
Myeloblasten	0,9
Promyelozyten	3,3
Myelozyten	12,7
Metamyelozyten	15,9
Stabkernige	12,4
Segmentkernige	7,4
Eosinophile	3,1
Basophile und Mastzellen	0,1
rote Reihe	25,6
Pronormoblasten	0,6
basophile Normoblasten	1,4
polychromatische Normoblasten	21,6
orthochromatische Normoblasten	2,0
Lymphozyten	16,2
Plasmazellen	1,3
Monozyten	0,3
Megakaryozyten	0,1
Retikulumzellen	0,3

5

Zusätzliche Informationen:
Blutbild S. 26

Liquoruntersuchung

M 5 ml Liquor

Je nach Fragestellung sind folgende Untersuchungen möglich:

1. mikroskopisch:

N bis 10/3 Zellen (schnellstmögliche Diagnostik)
↑ entzündliche Prozesse:
- bakteriell: polynukleäre/neutrophile Zellen
- viral: mononukleäre/lymphozytäre Zellen
- Multiple Sklerose

Hirntumoren/Metastasen (Liquorzytologie!)
Blutungen infolge von:
- Trauma
- Apoplex
- Lumbalpunktion

2. chemisch:

Albumin:
N 14–20 mg/dl
Liquor-Serum-Quotient: 0,0032–0,0060

Eiweiß quant.:
N 20–40 mg/dl
oligoklonale Banden: ∅

IgG :
N 1,5–3,2 mg/dl

Glukose:
N 45–80 mg/dl

Laktat:
N 1,2–2,1 mmol/l

Phosphohexoseisomerase:
N bis 6 U/l
↑ bakterielle Meningitis

→ Grundsätzlich sind die entsprechenden Parameter parallel auch im Blut zu bestimmen, um die entsprechenden Relationen/Quotienten zu erhalten.

3. mikrobiologisch:

N kulturell kein Wachstum

→ Evtl. auch Untersuchung auf Tuberkelbakterien durchführen.

4. immunologisch:

Antikörpernachweis z.B. bei Verdacht auf:

- Lues
- Borreliose
- Frühsommermeningoenzephalitis (FSME)
- Masernenzephalitis
- Mumpsmeningitis
- Röteln
- Zoster
- Japanische Enzephalitis
- Tollwut
- Herpes-simplex-Enzephalitis

→ Eine wesentlich spezifischere Aussage als der alleinige Antikörpernachweis wird durch den erregerspezifischen Index erreicht; hierzu ist jedoch der Parallelansatz im Serum unabdingbar.

Magensaftuntersuchung

Je nach Fragestellung sind folgende Untersuchungen möglich:

1. mikroskopisch/mikrobiologisch:

zum Nachweis von Mykobakterien:

M 30 ml Magensaft/Magenspülflüssigkeit

zum Nachweis von Helicobacter pylori:

M Biopsieproben

→ Evtl. auch aus antraler Duodenalschleimhaut;
wegen Transportmedium im Labor nachfragen;
gekühlt transportieren;
Antikörpernachweis i.S. ist möglich.

2. zytologisch

Punktatuntersuchung (Transsudat/Exsudat)

M	Pleuraerguss:	5–10 ml Pleuraflüssigkeit
	Gelenkerguss:	gesamtes Material
	Aszites:	10 ml Aszitesflüssigkeit

Pleuraerguss:

Farbe/Aussehen:	
gelb:	Transsudat
milchig-trüb:	Chylothorax
grün:	Chylothorax (z.B. bei Leberabszess)
trüb-serös:	entzündlich-exsudativer Prozess
hämorrhagisch:	Hämatothorax
braun-dickflüssig:	Pyothorax (übelriechend: Anaerobier)
Gesamteiweiß:	
Transsudat:	N bis 2,5 g/dl
Exsudat:	N über 3 g/dl (z.B.: Tuberkulose 3,5–6,5 g/dl, Pneumonie/Malignom 2–6 g/dl, Herzinsuffizienz 0,5–3,5 g/dl)
Enzymaktivitäten:	
LDH:	bei Malignomen findet sich z.T. eine höhere Aktivität als im Serum
α-Amylase, Lipase:	bei akuter Pankreaserkrankung infolge linksseitigen Ergusses
Triglyzeride, Cholesterin:	bei Chylothorax gegenüber Serum niedrigerer Cholesterin- und höherer Triglyzeridwert
Zellen:	
Erythrozyten:	bei Trauma, Lungenembolie und Karzinom
Granulozyten:	bei subdiaphragmalem Abszess und Pneumonie
Lymphozyten:	bei Erguss durch Tuberkelbakterien, Viren oder Mykoplasmen
Tumorzellen (Zytologie):	bei Malignomen und Metastasen
Mikrobiologie:	u.a.Tuberkelbakterien, Pneumocystis carinii, Pilze, Anaerobier
Tumormarker:	u.a. CEA, CA 19-9, ß-HCG

Gelenkerguss:

Farbe/Aussehen:	strohgelb, klar	
Viskosität:	vermindert bei entzündlichen Prozessen	
Rheumafaktoren:	evtl. früher als im Serum nachweisbar	
Leukozytenzählung:	bis 200/l:	unauffällig
	200–3000/l:	degenerativer, nicht entzündlicher Prozess
	über 3000/l:	entzündlicher Prozess (infektiös oder autoimmun)
Rhagozyten:	typisch für entzündliche Gelenkerkrankungen	
Gesamteiweiß:	N	1,1–2,2 g/dl
Glukose:	bei entzündlichen Erkrankungen um bis zu 50 mg/dl niedriger als i.S.	
LDH:	N	bis 200 U/l
	↑	chronische Polyarthritis Gicht Pyoarthritis
	→	Keine Erhöhung bei degenerativen Erkrankungen.
Kristalle:		können Hinweis auf Erkrankungsgenese geben
Harnsäure:	N	3–7 mg/dl
	↑↑	Gicht (Harnsäure in Punktat und Serum bestimmen!)
Mikrobiologie:	Tuberkelbakterien, Gonokokken	
weitere spezielle Analyte:	ANA, C3, C4, Antikörper gegen Yersinien, Gonokokken, Chlamydien, Parvovirus B19, Borrelien und andere Arthritiserreger	

→ Die para- und postinfektiöse Arthritisserologie kann diagnostisch bedeutsam sein:
Antikörper i.S. gegen Streptokokkenprodukte (Streptolysin, Streptodornase, Hyaluronidase: S. 19), Borrelien, Yersinien, Chlamydien, Campylobacter, Gonokokken, Viren.
In bestimmten Fällen evtl. HLA-B27-Nachweis durchführen (S. 72).

Aszites:

Farbe/Aussehen:	siehe Pleuraerguss
α-Amylase	über Serumwert bei: • Pankreatitis • Pankreaspseudozyste • Mesenterialvenenverschluss • malignen Prozessen
Tumormarker:	u.a. CEA, CA 19-9
Cholesterin:	(bis 3000 mg/dl) bei biliärer Zirrhose
Triglyzeride:	bis 160 mg/dl: chronische Hepatopathien bis 850 mg/dl: Malignome
Leukozyten:	ab 500/l mögliche, ab 2000/l sichere bakteriell bedingte Peritonitis
Tumorzellen:	Nachweis bei Malignomen
Mikrobiologie:	aerobe und anaerobe Keime, Tuberkelbakterien

Differenzialdiagnose Transsudat/Exsudat

	Transsudat	Exsudat
Aussehen	hellgelb, klar, durchsichtig	serös, fibrinös, blutig, eitrig, jauchig, chylös
Eiweiß	bis 2,5 g/dl	über 3 g/dl
Erguss/Serum	bis 0,5	über 0,5
LDH	bis 200 U/l	über 200 U/l
Erguss/Serum	bis 0,6	über 0,6

Sputumuntersuchung

M 5 ml Sputum
→ Probe muss aus den tiefen Abschnitten der Atemwege stammen.

1. *mikroskopisch:*
   - geformte Bestandteile:
     Zellen, Kristalle, Bakterien (Differenzierung mittels Gram-Färbung), Pilze, Parasiten
2. *Zytologie:*
   - Granulozyten:
     über 25/Gesichtsfeld sind Hinweis auf eitrige Infektion

- Plattenepithelzellen:
  über 25/Gesichtsfeld sind Hinweis auf Ursprung aus den oberen Abschnitten der Atemwege; Probe für mikrobiologische Untersuchung nicht geeignet, Probengewinnung wiederholen

3. *mikrobiologisch:*
   Züchtung von Krankheitserregern (auch Mykobakterien)

Zusätzliche Informationen:
Zytodiagnostik S. 142

Steinuntersuchungen

(Nieren-, Ureter-, Blasen-, Speichel-, Gallensteine, Darmkonkremente)

M möglichst alle Teilchen und Konkremente

5

Bestandteile von Steinen:

Nierensteine:	Ammonium-Magnesium-Phosphat (Struvit) Kalzium-Oxalat (Weddelit, Whewellit) Kalzium-Phosphat Harnsäure harnsaure Salze (Ammoniumurat) selten Zystin und Xanthin
Uretersteine:	Kalziumkarbonatphosphat (Apatit) Kalzium-Magnesium-Phosphat (Whittlockit) Kalzium-Oxalat (Weddelit, Whewellit)
Blasensteine:	Ammonium-Magnesium-Phosphat (Struvit)
Speichelsteine:	kohlensaurer Kalk
Gallensteine:	Bilirubin mit Kalksalzen Cholesterin
Darmkonkremente:	echte Darmsteine (Enterolithen): organischer Kern mit anorganischen Salzen (phosphor- und schwefelsaure Salze) Kotsteine (Koprolithen): eingedickte Fäzes Ölsteine = Kalziumsalze der Ölsäure

Auf die Steinbildung haben Einfluss:
Harnsäure i.S. S. 67
Kalzium i.S. S. 83 und i.U. S. 84
Parathormon i.Pl. S. 108

Phosphat, anorg. i.S. S. 110 und i.U. S. 111
Zystin i.U. S. 142

Stuhluntersuchungen

Pankreas-Elastase

(Test für exokrine Pankreasfunktion)

M bohnengroße Menge Stuhl

Okkultes Blut i.St. und i.U.

M zwei Stuhlproben aus einem Stuhlgang , jeweils eine ca. bohnengroße Menge
B Immunologischer Nachweis von Hämoglobin und Hämoglobin/Haptoglobin
\+ Hämoglobin eher Kolonkarzinom
Hämoglobin/Haptoglobin eher Adenome
→ Keine Diät erforderlich.

Stuhluntersuchung bei Durchfallerkrankungen

M Stuhl (Röhrchen bis zur Markierung füllen)
I Infektiöse Gastroenteritis bzw. Enterokolitis
bakteriell: Salmonellen, Campylobacter, Yersinien, pathogene E. coli, Shigellen, Staphylococcus aureus, Choleravibrionen, Clostridium difficile u.a.
parasitär: Entamoeba histolytica, Giardia lamblia, Cryptosporidium parvum, Blastocystis hominis, Ascariden (Spulwurm), Oxyuren (Enterobius vermicularis = Madenwurm), Bandwürmer, Strongyloides stercoralis, Hakenwürmer u.a.
viral: Rota-, Adeno-, Astro-,Coxsackie-, Poliomyelitis-, Hepatitis-A-Virus u.a.
→ Evtl. Antikörpernachweis im Serum durchführen.
→ Diarrhö bewirken auch bestimmte Medikamente (z.B. Laxanzien, Antibiotika, Zytostatika) und Toxine (z.B. bei Urämie).

Zusätzliche Informationen:
Kapitel 4: Infektionsdiagnostik S. 195ff

Urinuntersuchungen

Keimzahlbestimmung

M 5 ml Mittelstrahlurin
→ Vor dem Transport kühl stellen und gekühlt transportieren.

N kein Wachstum von Bakterien

+	bis 10.000 Keime/ml:	unbedenkliche Besiedlung der vorderen Harnröhre anzunehmen
	10.000–100.000 Keime/ml:	Verdacht auf Harnwegsinfektion, Untersuchung wiederholen
	über 100.000 Keime/ml:	Harnwegsinfektion

Sediment

M 10 ml frischer Urin

N höchstens einzelne Epithelien
wenige Leukozyten
vereinzelt Erythrozyten
keine Bakterien
gelegentlich Kristalle
keine Zylinder (hyaline meist ohne pathognomonische Bedeutung)

→ Streifenteste haben eine geringere diagnostische Sensitivität für eine Leukozyturie; deshalb bei entsprechendem Verdacht auch bei negativem Befund eine Zellzählung durchführen.

6 Diagnostische Tabellen

den nachfolgenden Tabellen sind Konstellationen wichtiger Analyte bei einzelnen krankungen aufgeführt. Dadurch sollen die Veranlassung weiterer Untersuchungen ei einer Verdachtsdiagnose sowie die Interpretation bereits vorhandener Untersu-ungsergebnisse erleichtert werden.

	Hepatitis, autoimmun	Hepatitis, akut-infektiös	Hepatitis, chronisch	Begleithepatitis (z.B. EBV, VSH, CMV)	Leberkarzinom	Lebermetastasen	Tumoren von Leber und Gallengängen	Cholangitis	Cholestase	Fettleber	M. Meulengracht	M. Wilson	Coma hepaticum	Leberzirrhose	primär-biliäre Zirrhose
Ammoniak i. Pl., S. 15			❍			❍							●	●	
AT III i. Pl., S. 20									●						
AP i. S., S. 12		●	●	●	●	●	●	●	❍	❍			❍	●	
AP-Isoenzyme i. S., S. 13		●					●								●
Autoantikörper i. S., S. 22	●							●	❍						●
Bilirubin i. S., S. 23	●	●	●	●	❍	❍	●	●	●	❍	●	❍	❍	●	❍
CA 19-9 i. S., S. 33							●								
Cholinesterase i. S., S. 39			❍		●	❍	●			●				❍	
Eisen i. S., S. 44							❍							❍	
Eiweißelektroporese i. S., S. 48	●	●	●		❍	❍	❍							●	
α_1-Fetoprotein i. S., S. 53					●										
Gallenfarbstoffe i. U., S. 56							❍		●						
Gerinnungs-untersuchungen, S. 58			❍		●	●	❍			❍			●	●	
GLDH i. S., S. 59		●	●	❍	●	●	❍		●				●	●	
GOT i. S., S. 63		●	●	●	●	●	❍		●		❍		●	●	❍
GPT i. S., S. 64		●	●	●	●	●			●		❍		●	●	❍
Gamma-GT i. S., S. 57		●	●	❍	●	●	❍	●	❍	❍	❍		❍	●	●
Hepatitisdiagnostik, S. 215	●	●	●	●									●	●	
Immunglobuline i. S., S. 77			●		❍	❍	❍		●	●			❍	●	
Kupfer i. S., S. 92									●			●			
Kupfer i. U., S. 93												●			
LAP i. S., S. 94		❍					❍	●	●	❍				●	
Lp-X i. S., S. 97									●						●
Phosphohexose-Isomerase i. S., S. 112		●			❍	❍	●								
Porphyrine i. U., S. 113			❍		❍								❍	❍	
Quick-Wert i. Pl., S. 119			●		❍	●	❍			❍			❍	●	
Triglyzeride i. S., S. 135										●				●	
Zöruloplasmin i. S., S. 142									❍			●			

● Analyt diagnostisch wertvoll
❍ Analyt evtl. diagnostisch hilfreich

6

Tabelle 1 ▲ **Leberdiagnostik**

	Diabetes insipidus	Diabetes renalis	diabetische Nepropathie	Glomerulonephritis	hämol.-urämisches Syndrom	Harnwegsobstruktion	Nephritis	Nephrolithiasis	nephrotisches Syndrom	Nieren-/Blasentumor	Niereninsuffizienz	Nieren-Tbc	osmotische Diurese	orthostatische Albuminurie
ADH i. Pl., S. 9	●								○					
Albumin i. U., S. 10			●	●										●
Antistreptokokken-Ak. i. S., S. 19				●			●							
Autoantikörper i. S., S. 22				●					○		●			
Bakteriol. Untersuchungen, ab S. 195				●		●	●					●		
Blut i. U., S. 22				●	●	●	●	●		●	○	●		
Blutbild, S. 24							●			○	○		○	
BSG, S. 31				●	●		●		●	○	○			
Cholesterin i. S., S. 38			○						●					
Cholinesterase i. S., S. 39									○					
Eiweiß(Gesamt-) i. S., S. 47	○		○							○	●		○	
Eiweiß(Gesamt-) i. U., S. 48			●	○			○		●		●			●
Eiweißelektroporese i. S., S. 48				●					●		○			
oraler Glukosetoleranztest, S. 274		●	●											
Glukose i. U., S. 62		●	●										○	
Harnstoff i. S., S. 69			○	○	○		○		○	●	●			
Immunglobuline i. S., S. 77				●			●		●	○	●			
Kalzium i. S., S. 83						●		●	●					
Kalzium i. U. S. 84						●		●	●		●			
Komplement i. S., S. 87				●			●				●			
Kreatininclearence, endogene, S. 276			●	●	●	○	●		●	○	●	○		
Kreatinin i. S., S. 89	○	○	●	●	●	●	●	○	●	○	●	○	○	
Kreatinin i. U., S. 90	●	○	●	●	●		●		●		●			
LDH i. S., S. 94					●									
Natrium i. S., S. 102	●										●		●	
Osmolalität i. U., S. 107	●												●	
Parathormom i. Pl., S. 108						○		●			●			
Reninaktivität i. Pl., S. 120				●			●				●			
Retikulozytenzahl i. B., S. 120					●									
Sediment i. U., S. 261			●	●	●	○	○	●		●	●	●		
Spezifisches Gewicht i. U., S. 127	●												●	
Thrombozyten i. B., S. 132					●									
Triglyzeride i. S., S. 135			●						●		●			
Zöruloplasmin i. S., S. 142									○					

● Analyt diagnostisch wertvoll ○ Analyt evtl. diagnostisch hilfreich

Weitere Analyte zur Nierenfrühdiagnostik:
AAP i. U., NAG i U., Alpha-1-Mikroglobulin i. U. (nicht in Kapitel 2 aufgeführt!)

Tabelle 2 ▲ **Nierendiagnostik**

	Arthritis, rheumatoide (cP)	Arthropathia psoriatica	Borreliose (Lyme-Krankheit)	Chorea minor	Dermatomyositis	Felty-Syndrom/M. Still	Fieber, rheumatisches	Gicht	Kollagenosen	Lupus erythematodes, system.	M. Bechterew	M. Reiter	Polymyalgia rheumatica	Polymyositis	Sjörgen-Syndrom
Antinukleäre Faktoren i. S., S. 18	●	●			●				●	●				●	●
Antistreptokokkenantikörper i. S., S. 19				●			●								
α_1-Antitrypsin i. S., S. 20	●				○										
Blutbild, S. 26	○					●	○	○		●					
BSG, S. 31	●		○			●	●		○	●			●		
CRP i. S., S. 42	●	○					●	○	○	○				○	
Eisenbindungskapazität i. S., S. 46	○														
Eiweißelektrophorese i. S., S. 48	●				○					●			●		
Harnsäure i. S., S. 67								●		○					
HBDH i. S., S. 70														●	
HLA-B 27 i. S., S. 72											●	●			
Hydroxyprolin i. U., S. 76	○	○							○		○				
Komplement i. S., S. 87	○				○				●	●					
Kreatinkinase i. S., S. 90					○									●	
Kupfer i. S., S. 92									●						
Punktat:															
RF im Gelenk-Pu, S. 256	●														
Harnsäure im Gelenk-Pu, S. 257								●							
Rheumafaktoren i. S., S. 121	●	○				●	●		●				○		●
Saures α_1-Glykoprotein i. S., S. 123	○				○										
Zirkulierende Immunkomplexe i. S., 141	○														
Infektionsdiagnostik:															
Borrelien-Antikörper i. S., S. 199			●												
Chlamydien-Antikörper i. S., S. 202												●			
Zöruloplasmin i. S., S. 142	○				○										

● Analyt diagnostisch wertvoll
○ Analyt evtl. diagnostisch hilfreich

6

Tabelle 3 ▲ **Rheumadiagnostik**

	Blasenkarzinom	Bronchialkarzinom	Bronchialkarzinom, kleinzellig	Chorionepitheliom	C-Zellkarzinom	Gallengangkarzinom	Gastrinom	Hodentumor	Hypernephrom	Insulinom	Karzionid	Kehlkopfkarzinom	Kolonkarzinom	Leberkarzinom
AFP i. S., S. 53								●						●
CA 125 i. S., S. 32						○								
CA 15-3 i. S., S. 33														
CA 19-9 i. S., S. 33													○	
CA 54-9 i.S., S. 33														
CA 72-4 i.S., S. 34														
CEA i. S., S. 36	○	●				○			○			○	●	○
Cyfra 21-1 i. S., S. 42		○												
MCA i. S., S. 100														
β_2-Mikroglobulin i. S., S. 101														
NSE i. S., S. 105			●		○			●						
Paraprotein-Nachweis, S. 108														
PSA i. S., S. 118														
SCC i. S. 128	○	○	○	●								●		
SPP i. S.														
TPA i. S., S. 134	●	○							●				○	
TPS i. S.	●		●						○					
ACTH i. Pl., S. 8		●												
Ferritin i. S., S. 52		○												
Gastrin i. S., S. 58							●							
β-HCG i. S., S. 71				●				○						
Insulin i. S., S. 80										●				
Kalzitonin i. S., S. 82					●									
Katecholamine i. Pl., S. 85														
Prolaktin i. S., S. 116														
Serotonin i. B., S. 124											●			
Thyreoglobulin i. S., S. 133														

Tabelle 4 ▲ **Tumormarker**

	Magenkarzinom	Mammakarzinom	Myelom, myel. System, Leukämie, lymph. System	Neuroendokrine Tumoren	Ovarialkarzinom	Pankreaskarzinom	Phäochromozytom, Neuroblastom, Ganglioneurom	Prolaktinom	Prostatakarzinom	Schilddrüsenkarzinom, differenziert, papillär	Zervixkarzinom
AFP i. S., S. 53											
CA 125 i. S., S. 32					●	○					
CA 15-3 i. S., S. 33		●			○						
CA 19-9 i. S., S. 33	●					●					
CA 54-9 i.S., S. 33		●									
CA 72-4 i.S., S. 34	●				○						
CEA i. S., S. 36	●	●			●	●			○	○	○
Cyfra 21-1 i. S., S. 42											
MCA i. S., S. 100		●									
β_2-Mikroglobulin i. S., S. 101			●								
NSE i. S., S. 105				●							
Paraprotein-Nachweis, S. 108			●								
PSA i. S., S. 118									●		
SCC i. S. 128											
SPP i. S.									●		
TPA i. S., S. 134	○	●			○	○			○	○	
TPS i. S.		●			●						○
ACTH i. Pl., S. 8											
Ferritin i. S., S. 52		○	●								
Gastrin i. S., S. 58	○										
β-HCG i. S., S. 71											
Insulin i. S., S. 80											
Kalzitonin i. S., S. 82											
Katecholamine i. Pl., S. 85							●				
Prolaktin i. S., S. 116								●			
Serotonin i. B., S. 124											
Thyreoglobulin i. S., S. 133										●	

● Analyt diagnostisch wertvoll
○ Analyt evtl. diagnostisch hilfreich

Hinweis:
Diese Tabelle enthält auch tumorassoziierte Antigene, die im Vademecum nicht besprochen sind. Neben den Antigenen sind im unteren Teil der Tabelle auch Hormone genannt, die bei paraneoplastischen Syndromen Hinweise liefern können.

Tabelle 4 ▲ **Tumormarker (*Fortsetzung*)**

6

7 Funktionsteste

Störungen von Regelkreisen des Organismus können durch Stimulation überprüft werden. Für die Interpretation der erhobenen Befunde ist eine genaue Testdurchführung erforderlich. Prinzipiell muss nach der Stimulation mit Überreaktionen gerechnet werden, so dass die Bereithaltung von Medikamenten für Gegenregulation und Notfallbehandlung erforderlich ist.

ACTH-Kurzzeittest

I funktionelle NNR-Reserve bei Insuffizienz
D Blutentnahme für Basalwert
i.v. Injektion von 25 IE (= 0,25 mg) ACTH (Synacthen)
Blutentnahmen nach 1 und 2 h
M je 2 ml Serum
A Kortisol i.S.
N Kortisolanstieg auf 25–50 µg/dl, mindestens Verdopplung des Basalwerts

Clomifentest

I Überprüfung der Hypothalamus-Hypophysen-Funktion
D Blutentnahme für Basalwert
2 x 50 mg Clomifen (Dyneric) vom 5. bis 9. Zyklustag bzw. nach einer gestageninduzierten Menstruation
Blutentnahme einen Tag nach letzter Einnahme
M je 2 ml Serum
A FSH i.S./LH i.S.
N FSH-/LH-Anstieg um den Faktor 2–3
Bw fehlender Anstieg bei Störung im hypothalamisch-hypophysären Bereich; weitere Differenzierung durch GnRH-Test S. 275

^{13}C-Atemtest

I Nachweis von Helicobacter pylori

D Der Patient sollte zur Durchführung nüchtern sein (mind. 4 h).

Sammeln der Leerproben:

Den blauen Deckel eines Glasröhrchens mit der Beschriftung „0-Probe (Leerwert)“ abschrauben.
Die Spitze des Strohhalms am Boden des Röhrchens platzieren.
Der Patient atmet kräftig ein und bläst die Ausatemluft vollständig durch den Strohhalm in das Glasröhrchen.
Deckel sofort auf das Röhrchen schrauben.
Wichtig:
Um Alveolarluft zu erhalten bzw. Totraumluft zu eliminieren, ist vollständiges Ausatmen erforderlich.
Dasselbe mit dem zweiten „0-Probe (Leerwert)“-beschrifteten Röhrchen (blauer Deckel) wiederholen.
Beide Röhrchen beschriften: Name des Patienten, Entnahmedatum, Zeitpunkt.

^{13}C-Harnstoffeinnahme:

75 mg ^{13}C-Harnstoffpulver (^{13}C-Urea 75 mg) in 200 ml Fruchtsaft (mit 3 Essl. Zitronensaft) auflösen.
Patient trinkt die Lösung.

Sammeln der Atemproben 30 Minuten nach Einnahme der Testsubstanz:

Wie oben beschrieben verfahren, jedoch jetzt zwei Glasröhrchen mit rotem Deckel und mit „30-Minuten-Probe“ beschriftet benutzen. Wieder beide Röhrchen mit Name des Patienten, Entnahmedatum und Zeitpunkt beschriften.

N Δ-Werte: unter 5,0‰: negativ
Δ-Werte: über 5,0‰: positiv

Deferoxamintest

I Diagnostik der Hämochromatose und Hämosiderose

D *Erwachsene:*

Gabe von 500 mg Deferoxamin i.m. (Desferal)
Urin über 6 h sammeln

Kinder:
zweimalige Gabe von 10 mg/kg KG Deferoxamin i.m. im Abstand von 12 h
Urin ab 1. Injektion über 24 h sammeln

M 20 ml Sammelurin (Angabe der Urinmenge erforderlich)

A Eisen i.U.

N

Erwachsene:		bis	1 mg/ 6 h
Kinder:	bis 9. Lebensjahr:	bis	0,6 mg/24 h
	bis 12. Lebensjahr:	bis	1 mg/24 h
	über 12. Lebensjahr:	bis	1,5 mg/24 h

↑ Hämochromatosen
sekundär nach Transfusionen
Leberzirrhose
chronische Anämie
Porphyria cutanea tarda

Dexamethasonhemmtest (Kurzzeittest)

I Diagnose des Cushing-Syndroms

D Blutentnahme für Basalwert um 8:00 Uhr
2 mg Dexamethason p.o. um 23:00 Uhr
Blutentnahme am nächsten Morgen um 8:00 Uhr

M je 2 ml Serum

A Kortisol i.S.

N Kortisolabfall unter 3 µg/dl bzw. unter 50% des Ausgangswerts

Bw Bei Vorliegen eines Cushing-Syndroms kommt es nicht zu einem Korisolabfall.

D-Xylosebelastungstest (oral)

I Differentialdiagnose einer Malabsorption
→ Test bei nüchternem Patienten durchführen: letzte Mahlzeit 12 h vor Untersuchung.

D Harnblase entleeren
25 g D-Xylose in 300 ml Wasser gelöst zügig trinken
anschließend Harnsammlung über 5 h, während der Sammelperioder innerhalb der ersten beiden Stunden nochmals 300 ml Wasser oder ungesüßten Tee trinken.
2 h nach Versuchsbeginn Blutentnahme zur Bestimmung der Serumkonzentration

M 2 ml Serum
5-h-Sammelurin
A D-Xylose i.S./D-Xylose i.U.
N D-Xylose i.S.: über 30 mg/dl (= 2-Stunden-Konzentration)
D-Xylose i.U.: über 4 g/5 Std.
Bw erniedrigte Werte bei gestörter Resorption im oberen Dünndarm, z.B. infolge Zöliakie, tropischer Sprue
→ Vor der Testung ist eine Nierenfunktionsstörung auszuschließen.

Kinder:
Bei Kleinkindern und Kindern empfiehlt es sich, lediglich die Serumkonzentration zu ermitteln, da erfahrungsgemäß die Gewinnung eines Sammelurins nicht korrekt durchzuführen ist.
D Kleinkinder/Kinder (bis 30 kg Körpergewicht) erhalten morgens nüchtern 5 g D-Xylose in 100 bis 200 ml Wasser gelöst.
1 Stunde nach Versuchsbeginn Blutentnahme zur Bestimmung der Serumkonzentration
N über 20 mg/dl D-Xylose i.S.

Glukosetoleranztest, oraler (oGTT)

I grenzwertige Blutglukosewerte
V.a. gestörte Glukosetoleranz
V.a. renalen Diabetes
Bestimmung der Sekretionsleistung der β-Zellen
D Blutentnahme nüchtern
75 g Glukose/Oligosaccharide oral innerhalb 5 min
Blutentnahmen nüchtern und nach 2 Stunden
→ 3 Tage lang vor Testdurchführung kohlenhydratreich ernähren, normale körperliche Tätigkeiten ausüben und – falls möglich – bestimmte Medikamente absetzen (z.B. Diuretika, Kortikosteroide, hormonelle Kontrazeptiva, Schilddrüsenhormone).
12 h vor Testdurchführung Nahrungskarenz
während des Tests nicht essen, nicht trinken und nicht rauchen
M Kapillarblut
A Glukose i.B.
N **Männer, Frauen (nicht schwanger), Kinder:**

	normal	pathologische Glukosetoleranz	Diabetes
nüchtern	< 100 mg/dl	100 bis < 120 mg/dl	> 120 mg/dl
2 h	< 140 mg/dl	140 bis < 200 mg/dl	> 200 mg/dl

Glukosetoleranztest, intravenöser (ivGTT)

I wie bei oGTT (bei Resorptionsstörungen durch Magenresektion, Kolitis, Malabsorption etc.)

D Blutentnahme
0,5 g Glukose (20–50%)/kg KG i.v. innerhalb 4 min
Blutentnahmen alle 10 min über 1 h

M Kapillarblut

A Glukose i.B.

N Bewertung des Glukoseassimilationskoeffizienten K_G:
< 1,0: diabetische Stoffwechsellage
1,0–1,2: grenzwertig
> 1,2: normal

GnRH-Test

I Überprüfung der Hypophysenfunktion
Differenzierung zwischen hypothalamischer und hypophysärer Insuffizienz bei negativem Clomifentest

D Blutentnahme für Basalwert
Gabe von 100 µg (Männer) bzw. 25 µg (Frauen) GnRH (z.B.LH/RH Ferring oder 0,1 mg Relefact LH/RH) i.v.
Blutentnahme:
Männer: Bestimmung von LH u. FSH nach 30 Min.
Frauen: Bestimmung von LH nach 25 Min.
Bestimmung von FSH nach 45 Min.

→ Test evtl. nach 1 Woche pulsatiler GnRH-Gabe wiederholen.

M je 1 ml Serum

A FSH i.S./LH i.S.

N FSH- und LH-Anstieg um etwa Faktor 2

Bw hypothalamische Störung: niedriger Basalwert, gute Stimulierbarkeit
hypophysäre Störung: niedriger Basalwert, fehlende Stimulierbarkeit
bei Männern: hoher Basalwert und überschießende Stimulierbarkeit bei primärem Hypogonadismus

7

HCG-Test

I Überprüfung der inkretorischen Hodenfunktion (Leydig-Zellen)

D Blutentnahme für basales Testosteron, Androstendion: 8:00 Uhr
Gabe von 5000 IE HCG i.m. (z.B. Predalon oder Pregnesin)
Blutentnahmen nach 48 und 72 h

M je 1 ml Serum

A Testosteron i.S., Androstendion i.S.

N Anstieg auf mindestens das Doppelte (unter 60 Lebensjahren) bzw. das 1,4fache (über 60 Lebensjahren) des Basalwerts

Bw kein Anstieg: primärer Hypogonadismus
Anstieg: sekundärer Hypogonadismus (durch LH-Mangel)

Kreatininclearance, endogene

I Abklärung grenzwertiger und leicht pathologischer Serumkreatininwerte, Erfassung von Nierenfunktionsstörungen (z.B. infolge von Hypertonie, Diabetes mellitus) bei normalen Serumwerten

D Blutentnahme kurz vor, während oder kurz nach der Sammelperiode
24-h-Urin sammeln (Beginn nach Leerung der Blase)

M 1 ml Serum
5 ml Sammelurin

A Kreatinin i.S./i.U.

N siehe Befundbericht

↓ funktionelle, vorwiegend glomeruläre Nierenschädigung

Phosphatclearance

I Nebenschilddrüsenfunktionsstörungen
tubuläre Nierenerkrankungen mit Phosphatverlust

D
7:00 Uhr	nüchterner Patient trinkt 500 ml Tee
8:00 Uhr	Entleeren der Blase in die Toilette, nochmals 250 ml Tee trinken
9:00 Uhr	Entleeren der Blase in Sammelflasche I, Blutentnahme zur Bestimmung von Phosphat
10:00 Uhr	Entleeren der Blase in Sammelflasche II, Bestimmung von Phosphat im Serum und in beiden Sammelurinen, Messen der Urinausscheidung der 2 Sammelperioden

M 2 ml Serum
je 10 ml Sammelurin I + II (Sammelmenge angeben)
A Phosphat i.S./Phosphat i.U. je I und II
N 5,4–16,2 ml/min
→ Berechnung der Phosphatclearance (C_P) anhand folgender Formel:

$$Cp = (ml/min) = \frac{Urin - P\,(g/dl) \times Urinvolumen\,(ml)}{Serum - P\,(mg/dl) \times Sammelzeit\,(min)}$$

Die Cp beider Sammelperioden wird ermittelt.
↑ primärer oder sekundärer Hyperparathyreoidismus
Defekte der Nierentubuli
Phosphatdiabetes
renal tubuläre Azidose
↓ akutes oder chronisches Nierenversagen
Hypoparathyreoidismus
Akromegalie
Schwangerschaft
Wachstumsalter
→ Nierenfunktion mittels endogener Kreatininclearance mitbestimmen (S. 276).

7

Prolaktin-Stimulationstest

I Prüfung der Funktion des Hypophysenvorderlappens bei Tumor- und Sterilitätsdiagnostik
D Blutentnahme für Basalwert
10 mg Metoclopramid (Paspertin) i.v. bzw. 200 µg TRH (z.B. Antepan) i.v. nach 30 min Blutentnahme
M 2 ml Serum
A Prolaktin i.S.
N nach Metoclopramid:
mindestens Anstieg des Basalwertes auf das 4-fache
nach TRH (Antepan):
mindestens Anstieg des Basalwertes auf das 2-fache
Bw Prolaktinom:
Basalwert erhöht, kein oder geringer Anstieg nach Stimulation
funktionelle Hyperprolaktinämie:
Basalwert normal oder gering erhöht, überschießender Anstieg nach Stimulation

Sekretinprovokationstest

I	Differenzialdiagnostik der Hypergastrinämie, V.a. Zollinger-Ellison-Syndrom
D	Blutentnahme für Basalwert 2 E Sekretin/kg KG i.v. Blutentnahmen nach 2, 5, 10, 15 und 30 min
M	je 1 ml Serum
A	Gastrin i.S.
Bw	Zollinger-Ellison-Syndrom: Gastrinanstieg von ≥ 200 pg/ml

Tolbutamidtest

I	Insulinomnachweis → Test nur stationär durchführen.
D	Blutentnahme für Basalwert 1 g Tolbutamid (Rastinon) i.v. innerhalb 3 min Blutentnahmen nach 5, 10, 20, 30, 40, 60, 90, 120, 150 und 180 min
M	je 3 ml Serum
A	Glukose i.S./Insulin i.S.
N	Glukose: nach 25–45 min 35–40% des Ausgangswerts (nicht unter 40 mg/dl) nach 180 min über 70% des Ausgangswerts Insulin: nach 5 min 45–90 mU/l, anschließend Abfall
Bw	Insulinom: Insulin nach 5 min über 200 mU/l Glukose erniedrigt V.a. Inselzellkarzinom: Insulin 90–200 mU/l
→	Kontraindikation: Nüchternglukose unter 50 mg/dl Achtung: hypoglykämischer Anfall (Kortikoide, Glukose, Glukagon bereitstellen).

TRH-Stimulationstest

I	Überprüfung des Regelkreises Hypophyse-Schilddrüse
D	Blutentnahme für Basalwert (TSH I) Erwachsene: 200 µg TRH (Thyroliberin oder Antepan) i.v. Kinder: 1 µg/kg KG nach 30 min Blutentnahme (TSH II)

M je 5 ml Serum
A TSH i.S.
N Euthyreose: 2,5 – 25,0 mU/l
   Hypothyreose: über 25,0 mU/l
   Hyperthyreose: unter 2,5 mU/l
→ Wiederholung frühestens nach 14 Tagen.

8 Impfimmunität

Durch Erregerkontakt oder die Verabreichung eines Impfantigens wird im Organismus eine spezifische Immunität gegen den natürlichen Krankheitserreger erzeugt. Die Impfschutzdauer kann dabei je nach Antigen unterschiedlich lang sein. Bei speziellen Fragestellungen empfiehlt sich deshalb die Durchführung einer Antikörperbestimmung. Hierzu gehören z.B. immunsupprimierende Erkrankungen, Überreaktionen nach Impfung oder unbekannter Impf- bzw. Immunstatus.
Bei Beachtung des Impfplanes der Ständigen Impfkommission des Robert-Koch-Institutes sind impfserologische Untersuchungen in der Regel nicht erforderlich. Der jeweils aktuelle Impfplan kann unter folgender Internet-Adresse abgefragt werden:
www.rki.de/gesund/impfen/impfen.htm

Überprüfung der Diphtherieimmunität

M 1 ml Serum
B Enzymimmunoassay (IgG), Vero-Zell-Test

Antikörperkonzentration	Interpretation/weiteres Vorgehen
< 0,01 IE/ml	▸ kein Impfschutz ▸ Grundimmunsierung erforderlich ▸ serologische Kontrolle nach 4–8 Wochen
0,01- 0,1 IE/ml	▸ kein sicherer Impfschutz ▸ je nach Anamnese Grundimmunisierung oder Auffrischimpfung erforderlich ▸ serologische Kontrolle nach 4–8 Wochen
0,11-0,5 IE/ml	▸ Impfschutz unsicher ▸ Auffrischimpfung erforderlich ▸ serologische Kontrolle nach 4–8 Wochen
0,51-1,0 IE/ml	▸ Impfschutz vorhanden ▸ Auffrischimpfung oder serologische Kontrolle nach frühestens 2 Jahren empfohlen

(*Fortsetzung, S. 282*)

Fortsetzung von Seite 281

Antikörperkonzentration	Interpretation/weiteres Vorgehen
1,1-1,4 IE/ml	◗ langfristiger Impfschutz vorhanden ◗ Auffrischimpfung oder serologische Kontrolle nach frühestens 5 Jahren empfohlen
1,5-1,9 IE/ml	◗ langfristiger Impfschutz vorhanden ◗ Auffrischimpfung oder serologische Kontrolle ◗ nach frühestens 7 Jahren empfohlen
> 2,0 IE/ml	◗ langfristiger Impfschutz vorhanden ◗ Auffrischimpfung oder serologische Kontrolle nach frühestens 10 Jahren empfohlen

Überprüfung der FSME-Immunität

M 1 ml Serum
B Enzymimmunoassay (IgG)

Antikörpertiter	Interpretation/weiteres Vorgehen
≤ 126 VIEU/ml	◗ nach dreimaliger Impfung: kein Impfschutz ◗ Impfung erforderlich ◗ serologische Kontrolle nach 4-8 Wochen
> 126 VIEU/ml	◗ Impfschutz vorhanden

Überprüfung der Immunität gegen Haemophilus influenzae Typ b

M 1 ml Serum
B Enzymimmunoassay (IgG, Antigen: Polyribosylribitolphosphat)

Antikörpertiter	Interpretation/weiteres Vorgehen
< 0,15 µg/ml	◗ kein Impfschutz ◗ Impfung erforderlich ◗ serologische Kontrolle nach 4-8 Wochen
0,15–1,0 µg/ml	◗ Impfschutz unsicher ◗ Wiederimpfung empfohlen ◗ serologische Kontrolle nach 4-8 Wochen
> 1,0 µg/ml	◗ Impfschutz langfristig vorhanden

Überprüfung der Hepatitis-B-Immunität

M 1 ml Serum
B Enzymimmunoassay/Radioimmunoassay (anti-HBs)

Antikörperkonzentration	Interpretation/weiteres Vorgehen
< 10 IE/l	▸ kein Impfschutz ▸ Impfung erforderlich ▸ serologische Kontrolle nach 4–8 Wochen
10–100 IE/l	▸ Impfschutz eventuell nur noch kurzfristig vorhanden ▸ serologische Kontrolle nach 3–6 Monate
>100 IE/l	▸ Impfschutz langfristig vorhanden ▸ Auffrischimpfung oder serologische Kontrolle nach frühestens 10 Jahren empfohlen

Überprüfung der Poliomyelitisimmunität

M 2 ml Serum
B Neutralisationstest (für jedes einzelne Virus)

Antikörpertiter	Interpretation/weiteres Vorgehen
1:< 4	▸ kein Impfschutz ▸ je nach Anamnese Dreifachimpfung oder Auffrischimpfung erforderlich
1:4	▸ Impfschutz noch kurzfristig vorhanden ▸ Auffrischimpfung empfohlen
1:> 4	▸ belastbarer Impfschutz ▸ Impfschutzdauer nicht bestimmbar

8

Überprüfung der Rötelnimmunität

M 1 ml Serum
B Hämagglutinationshemmtest/Enzymimmunoassay

Antikörpertiter/-konzentration	Interpretation/weiteres Vorgehen
HHT: 1 : ≤ 8	▸ kein sicherer Impfschutz/Immunschutz ▸ Impfung erforderlich ▸ serologische Kontrolle nach 8-10 Wochen
HHT: 1 : ≥ 32 HHT: 1 : 16/EIA: IgG > 15 IU/ml	▸ Impfschutz/Immunschutz vorhanden

Überprüfung der Tetanusimmunität

M 1 ml Serum
B Enzym-Immunoassay (IgG), Mäuse-Neutralisationstest

Antikörperkonzentration	Interpretation/weiteres Vorgehen
< 0,01 IE/ml	• kein Impfschutz • je nach Anamnese Grundimmunisierung oder Auffrischimpfung erforderlich • serologische Kontrolle nach 4-8 Wochen
0,01–0,1 IE/ml	• Impfschutz unsicher • Auffrischimpfung erforderlich • serologische Kontrolle nach 4-8 Wochen
0,11–0,5 IE/ml	• Impfschutz noch kurzfristig vorhanden • Auffrischimpfung empfohlen • Auffrischimpfung führt zu langfristigem Impfschutz
0,51–1,0 IE/ml	• Impfschutz vorhanden • Auffrischimpfung oder serologische Kontrolle nach 3 Jahren empfohlen • Hinweis: Impfungen bei Antikörperkonzentrationen >0,5 IE/ml können zu unerwünschten Impfreaktionen führen
1,1–5,0 IE/ml	• langfristiger Impfschutz vorhanden • Auffrischimpfung oder serologische Kontrolle nach frühestens 5 Jahren empfohlen
5,1–10,0 IE/ml	• langfristiger Impfschutz vorhanden • Auffrischimpfung oder serologische Kontrolle nach frühestens 8 Jahren empfohlen
> 10,0 IE/ml	• langfristiger Impfschutz vorhanden • Auffrischimpfung oder serologische Kontrolle nach frühestens 10 Jahren empfohlen

9 Internet-Adressen

Bestimmte Daten benötigen eine ständige Aktualisierung. Nachfolgend sind Internet-Adressen aufgeführt, über die für die Tätigkeit im Routinelaboratorium wichtige und ständig überarbeitete Informationen abgefragt werden können.

Verzeichnis von Datenbanken

Deutsche Zentralbibliothek für Medizin:
www.zbmed.de

National Library of Medicine:
www.nlm.nih.gov

Deutsches Institut für Medizinische Dokumentation und Information:
www.dimdi.de

Datenbanken

Wissenschaftliche medizinische Publikationen:
www.ncbi.nlm.nih.gov/entrez/query

Toxische Stoffe:
www.toxnet.nlm.nih.gov, www.atsdr.cdc.gov/toxpro2.html, www.inchem.org

Vergiftungen, Pilze, Gifttiere:
www.toxinfo.org

Infektionsausbrüche:
www.who.int/disease-outbreak-news/index.html

Fachgesellschaften

Deutsche Gesellschaft für Laboratoriumsmedizin:
www.dglm.de

Deutsche Gesellschaft für Klinische Chemie:
www.dgkc.de

Deutsche Gesellschaft für Hygiene und Mikrobiologie:
www.dghm.org

Gesellschaft für Hygiene und Umweltmedizin:
www.ghu.de

Deutsche Gesellschaft für Tropenmedizin und Internationale Gesundheit:
www.dtg.mwn.de

Deutsche Gesellschaft für Arbeits- und Umweltmedizin:
www.dgaum.de

Behörden und Institute

Weltgesundheitsorganisation:
www.who.int/en/

Bundesministerium für Gesundheit:
www.bmgesundheit.de

Robert-Koch-Institut:
www.rki.de

Bundesinstitut für Gesundheitlichen Verbraucherschutz und Veterinärmedizin:
www.bgvv.de

10 Sachverzeichnis

In diesem Sachverzeichnis sind alle in diesem Buch erwähnten Krankheitsbilder, Analyte, Funktionsteste und Infektionserreger aufgenommen. Um ein schnelleres Auffinden zu ermöglichen, sind die Analyte und Funktionsteste durch **Fettdruck**, die Krankheitserreger durch *Kursivschrift* hervorgehoben.

A

10

B

C

10

D

F

G

10

10

J

K

10

M

10

N

Q

R

S

10

U

GPSR Compliance

The European Union's (EU) General Product Safety Regulation (GPSR) is a set of rules that requires consumer products to be safe and our obligations to ensure this.

If you have any concerns about our products, you can contact us on ProductSafety@springernature.com

In case Publisher is established outside the EU, the EU authorized representative is:

Springer Nature Customer Service Center GmbH
Europaplatz 3
69115 Heidelberg, Germany

Batch number: 10105450

Printed by Printforce, the Netherlands